首度呈现子宫内未被人知的世界
一部攸关中国女人与后代的醒世读本

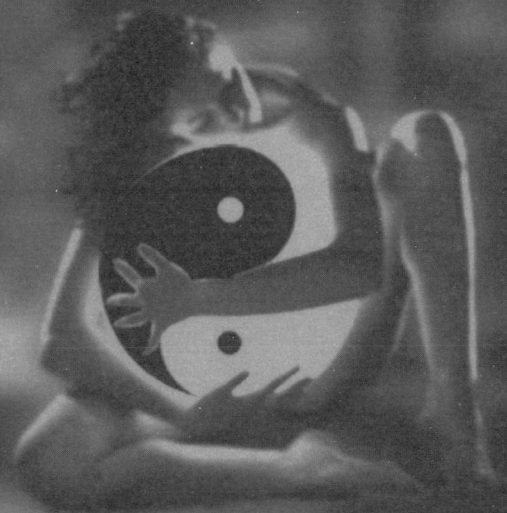

首度呈现于宫廷内未被人知的世界

一部纵关中国文人与后代的隐秘世本

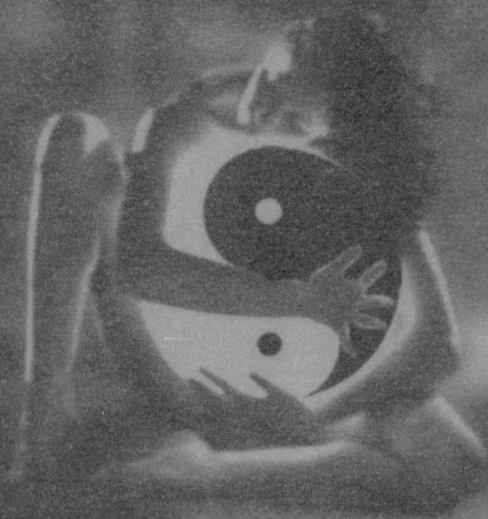

田原寻访中医系列

子宫好女人才好1

（珍藏版）

田原／著

中国医药科技出版社

内容提要

本书为"田原寻访中医系列"丛书之一。作者寻访到"国家级非物质文化遗产"，傅青主女科正统传人，800年山西平遥道虎壁王氏女科其中一脉。全书以现场访谈稿为基础，首次公开王氏女科祖传绝学好方，融合数十年临床经验，提出"子宫好女人才好"的核心思想，权威解析不孕、停育、流产、炎症、肌瘤、月经病等妇科病始末和解决之道。本书自 2011 年初版至今，受到众多读者喜爱。此珍藏版，对原有内容重新编辑整理，与已出版的《子宫好女人才好 2》和即将出版的《子宫好女人才好 3》形成系列丛书。以期以全新的视角和形式，更好地展现王氏女科的祖传绝学，帮助更多女性认识自我，走出困惑。

图书在版编目（CIP）数据

子宫好女人才好 . 1 / 田原著 . -- 北京 : 中国医药科技出版社 , 2014.7
（田原寻访中医系列）
ISBN 978-7-5067-6835-1

Ⅰ . ①子… Ⅱ . ①田… Ⅲ . ①女性—保健—基本知识 Ⅳ . ① R173

中国版本图书馆 CIP 数据核字 (2014) 第 112770 号

出版　中国医药科技出版社
地址　北京市海淀区文慧园北路甲 22 号
邮编　100082
电话　发行：010-62227427　邮购：010-62236938
网址　www.cmstp.com
规格　650×950mm $\frac{1}{16}$
印张　17 $\frac{1}{2}$
字数　187 千字
初版　2014 年 7 月第 1 版
印次　2024 年 4 月第 8 次印刷
印刷　大厂回族自治县彩虹印刷有限公司
经销　全国各地新华书店
书号　ISBN 978-7-5067-6835-1
定价　35.00 元

写在前面的话

在东北，有一个带有巫性色彩的词，叫"出马"，很多地方有这样的人，就是说她（他）因为某种原因一下子就有了"算命看病"的能力，可以给人治病了，很多人深信并且依赖这些"出马"的人。老家一个38岁的远房女亲，就是"出马"的一员。她从农村出来，基本不识字。我问她这样一个问题：在她给人"算卦"的过程中，人们最想求得什么？她告诉我说，虽然求什么的都有，但多数人是因为身体不健康来寻求帮助，其中又以女性居多。也就是说，在面对生活的艰辛，面对身体的困惑时，女人们更愿意相信自己得了"外病"，相信算卦。

也经常和三四女友聊天，难免聊到美丽、男人与婚姻的话题，女友们经常问我，什么样的女人是最好的女人，能把男人的心牢牢地守住？咱们女人这辈子要怎么个活法儿？我也难以给出完美的答案。

早在2007年，我曾与妇科名家柴嵩岩教授探讨关于女人的问题，写作了《现在女人那些事儿》。值得敬重的是，柴老六十几年的中医生涯，治疗过上百万女性，并为她们解决了不同程度的问题，且带来福音。谈到现代女性的身心问题，她坚持认为：饮食习惯的改变，喜欢吃冷、辣食物，从闺房走向市场，和男人一样称雄……这些都是众多女性疾病发生的根源。而在更早之前，我采访了京城四大名医肖龙友先生的孙女，中医妇科专家肖承悰教授，她也感慨现代女性殚精竭虑，压力过大，是妇科病种不断增加、女性更年期早到的主要原因……

这些应该是基本的答案了，然而，似乎还不能够完全解答女人之生命与疾病的全部问题。女人，女人的身体，女人的幸福，还有更隐秘的答案吗？

2009 年 4 月份，在山西我们寻访到道虎壁王氏女科第 28 代传人的其中一脉。这是一个以"团队"治疗妇科疾病而闻名当地的中医世家，自第一代创立后，已行医 800 余年，其间第八代传人与明末清初女科大医傅山先生来往密切，后代传人又秉承了傅青主女科的精华，对《傅青主女科》颇有深解，且融合自家经验，使医术更为全面。专治妇女胎前产后、崩漏带下、月经不调、久婚不孕等病症。在晋中地区，只要一说去"道虎壁"看病，几乎人人都知道是去看王氏女科，就像一提杏花村，人们自然想到了汾酒一样。

采访这一脉王氏女科，他们从头到尾一直说着这样一句话：有个好子宫，才能做一个好女人。毫无疑问，女人的所有秘密来自子宫，女人是一个以子宫为内核的"性命"之体。

这一次采访让我感到收获颇深，意义重大。

一周的时间里，我们奔波辗转于古城平遥与介休之间，全部时间用于探讨、交流。王氏女科这一脉的兄弟四人分别在这两个城市里出诊。这兄弟四人在山西有一个很好的外号：王三副。基本上三副中药解决常见问题。这兄弟四人让我们难忘。大哥沉着冷静，坐在自己的诊室里，稳如泰山，女人病到了他这里就无处逃遁，好似锦囊妙计在身，夺关斩将出奇兵；老四勤奋，中西医学的明鉴不敢不学，是一个仁爱也博学的中医人；老二带着一身浓浓的草药芳香，不言其他，但只要谈到草药，自有一番得意表情，辨识本草，加工炮制，假冒伪劣绝不过关；尤其老三王华，在中医女科的天地里走得太远，对于生命的前期，他思考了太多别人不曾思考的角度。所以生不了孩子的女人们愿意找他看病，因为有保障，更因为他总能安静地听她们哭诉，他说她们都是自己懵懂的姐妹，所以也跟着流泪。

还有王浩——老大王楷明之子，这位80后、从小在父亲身边跟诊、热爱中医、后毕业于中医学院的小伙子，已经是山西省中西医结合医院的出诊医师，同样把持着诊治青春期女性痛经以及功能性子宫出血的独家"绝技"……

采访很辛苦，包括每天吃面食，我们还不太习惯——哥几个却是每顿必吃，无面不下箸，对面食的执著一如对待他们酷爱的中医药，超越了功能需求而具有了精神性……

回京后，我又持续电话采访，跟踪病例近两年的时间，最终我将访谈和随诊录音细细整理，加之随机记录的心得与感悟，作为这本书的蓝本，针对当下女性诸多生理疾病与心理困惑，尝试给出较为全面、具体的解答，并提供切实可行的科学方法。

最后还有一句话，送给姐妹们：女人所有的美丽都来自于我们身体深处的子宫。让我们更加珍惜子宫，不离不弃，慢慢领会属于我们的"身命"，我们生命的真正价值所在。

后记：2011年4月中旬，本书初稿拟定，社里邀请王氏女科赴京审稿。大哥和三哥，于诊务间抽出了两天时间，风尘仆仆地赶到了北京。京城正值杏桃怒放的好时节，哥俩未曾歇息，便在旅馆里开始了紧锣密鼓的审稿工作。连夜将全稿通读下来，哥俩很是高兴："每一个章节，文题定位之准确，出乎意料！"他们细致地调整了书中附方的剂量，取了一个适中的量，供读者参考。临走，三哥恳切道："田老师，您很理解，咱们写这本书，真不是为了增加多少病人，现在的门诊已经看不过来了，还是那句话，要让天下的女人啊，都知道自己，懂得怎么爱护自己！"

此书再版之际，作为书写者，内心充满欣慰：众多姐妹写来信件述说自己的经历。遗憾的是我不能一一做答。敬请谅解的同时，更加希望这本书走进万千女人手中，为美丽、为健康、为珍爱如花女人，多做一分贡献吧。

2014年3月

目　录

子宫第一乐章：女人，你是生命的小宇宙

子宫第二乐章：月经，女人的生命之河

子宫第三乐章:白带,陪伴女人一生的甘泉

从本质上来说，"冷"炎症不是真炎症，"热"炎症才适用消炎疗法，如果不问冷热，通通用抗生素，有的会越治越糟糕。"炎症"的一个"炎"字，两个火字，误导了好多人。

中医理解为热证的这些炎症只是感染细菌或病毒引起的感染性炎症，非感染性炎症不一定是热证。如果这个"炎症"本来就是从受寒来的，只是继发有一点炎性反应，用中医的话说，根本是个"假炎症"，还能用这些个寒凉药吗？用了就反了，消炎会雪上加霜。

盆腔里积水的地方就像家里的犄角旮旯，这个房间进入了冬天，气温低了，越消炎、越降温就越糟糕。其实倒过来治的话，很好解决，靠点阳气，一暖就烤干了。

子宫第四乐章：子宫，被草菅的第二颗心脏

出血，相当于洪汛。重要的是：一定要找到引发洪汛的原因，进而改善大环境，治理这方土地，而不是抛弃，因为这是女人的自留地，惟一的立"生"之本，抛弃不起！

在体质上来说，她现在有子宫内膜增生，甚至长肌瘤，子宫就这么点儿地方，怎么会长这么大的东西呢？就因为刹不住了，中医里说的是"没劲儿"，子宫没劲儿了，它的肌壁啊，松懈了，管不住。

子宫第五乐章：女儿家，以阴为身，以血为本

一个不够快乐的人，他（她）的肝经，像一个挂满了灰尘和蛛网的房间，这些灰尘和蛛网你一天不去在意它，不去清理它，随着日久年深，就会越积越多，肝经堵塞、不通透，人就越来越不快乐。"开心"，是防治女人病的第一大法，女孩子们，应该把开心当成自己一生经营的事业。

卵泡发育问题，在我们中医来看，它远远不是绝症，是可治的，它的根源在于血海的空虚。因为多囊卵巢综合征的典型表现是多毛，月经稀发，好几个月才来一次，也有根本就不来的，属于闭经的范畴，这在中医里属于虚证，血海不足。

女人，也常常遇到长斑的问题。现在的资讯很发达，很多人已经知道了面部长斑是因为身体里有瘀血。但是，女孩是否也知道，很多斑点往往跟妇科疾病共同存在？

就是要让每一个结了婚的女人，不管她年纪多大，只要她嫁人了，就要树立一个观点：养肝、护肝。永远记住一句话，女人，逍遥才美。肝气一逍遥，百病自然消。

我们家一再强调说，结婚后的女人要注意调肝，这个调，不光是调节情绪，疏通交通，让她别老自己制造"肝经上的交通事故"，还得把问题的症结——肇事车辆处理好。

作为女人，你要相信，到了中年不该再拼命工作，而是让自己从容而有魅力，生活和工作节奏慢下来，过上一段慢生活。这对身体放松大有好处，特别是安

全度过更年期后，你的"本钱"就比一直忙碌工作的同龄人要足得多了，以后的路会走得更远。

子宫第六乐章：重新认识［liú zǐ］

这女人啊，是上天赐下来的，经、带、胎、产，是老天爷给她的使命。你说这女人月经不好不行，带下不好不行，不怀孩子还是不行。有一个很有意思的现象，长了子宫肌瘤的人的脉象，跟怀孕初期人的脉象十分相似。

子宫肌瘤到底是怎样的一种东西？我觉得，用一棵树上结的果子来比喻，再贴切不过了。佛家说：种善因，得善果，种恶因，得恶果。身体就是这棵树，就是这个因，健康和疾病就是这棵树上结的果。

切除卵巢就是"阉割"。这个词很粗暴，但是直接到位，这对女性今后的生理和心理都有很大的影响。在中医来说，切除卵巢相当于把女性的"阴性"连根拔除，这是女人的根本属性。

有这样一个指标，能够帮助我们提早发现一个人是否有患上这种癌症的倾向。这个指标就是：肝经疏通程度。肝经疏通的人，情绪平和、开朗，身体没有太多积攒下来的废物，心里通透，身体也通透，轻松快乐。这样的人，她就不容易出现气滞血瘀的问题。没有伤口、结块，也就没有肿瘤的生长之地。

子宫第七乐章：胎儿的诀别

子宫第八乐章：母子相生好"孕"到

子宫第九乐章：欢喜孕吐胎儿好

子宫第十乐章：别让分娩留下伤害

附：闺蜜分享

朱自清先生有过这样一段对女人的描述：女人有如温柔的空气，如听箫声，如嗅玫瑰，如水似蜜，如烟似雾，笼罩着我们……女人的微笑是半开的花朵，里面流溢着诗与画，还有无声的音乐。

女人味是一股雅味。一种淡雅，一种淡定，一种对生活对人生静静追寻的从容。女人的雅味是这样的：妆是淡妆，话很恰当，笑能可掬，爱却执著。

女人味是一股韵味。温柔是女人特有的武器。有女人味的女子是何等柔情，她爱自己，更爱他人。她是春天的雨水，润物细无声；她是秋天的和风，轻拂你的脸庞。

女人味是一股羞味。羞态并不是弱的表现，恰恰是美的昭示，最能激起男人怜香惜玉的心态。她那矜持的动作语言，脉脉含情的目光，嫣然一笑的神情，仪态万方的举止，楚楚动人的面容，总是胜过千言万语。

女人味是一股意味。是神秘的，缓缓的，动人心弦，不可捉摸，深入骨髓，令人意乱情迷。它没有形状，没有定势，是润物细无声的诱惑，是若隐若现的美景，是朝思暮想的探究，是以少胜多的智慧。

女人味是一股情味。女人味是一种挥之不去的情调。女人味还是一种风情，一种从里到外的韵律。穿着或绸或棉或丝的旗袍，裸露美丽小腿，发髻高挽，风姿绰约，风情万种，那份东方神韵，宛若古典的花，开放在时光深处，不随光阴的打磨而凋谢，就那么妖娆着，那么玲珑着，令所有男人震撼。

——陈丹燕《品位"女人味"》

子宫第一乐章·**女人，你是生命的小宇宙**

所谓形而上的冲动总是骚扰男人，他苦苦寻求着生命的家园。女人并不寻求，因为她从不离开家园，她就是生命、土地、花、草、河流、炊烟。男人是被逻辑的引线放逐的风筝，他在风中飘摇，向天空奋飞，直到精疲力竭，逻辑的引线断了，终于坠落在地面，回到女人的怀抱。我不知道什么是现代女性美，因为在我的心目中，女性美在于女性身上那些比较永恒的素质，与时代不相干。

——周国平谈女人

01. 子宫里的"家园"

| 田原笔记 |

我身边有这样一个女人，30多岁的年纪，看上去清瘦、疲惫。她也曾经美丽，风情万种，有一个幸福的家庭和英俊敦厚的丈夫，但这一切，都在她被诊断为子宫内膜异位症后分崩离析。因为疼痛和大量出血，她和丈夫的夫妻生活陷入尴尬境地，又因为并发了输卵管堵塞，造成不孕，没办法为夫家传宗接代，离婚成了注定的结局。

在我们身边还有很多这样的女性，患有月经病、子宫疾病、乳腺疾病和不孕症等妇科病，独自隐忍着不时袭来的干、痒、疼痛，任由孤独和暴躁将自己深爱的男人推得越来越远。

如果我们做一番女性病的调查，或者你走进任何一家医院的妇科门诊，数据和景象一定会令你震惊。太多的疾病纠缠在女人身上，还有那些明眸后面的恐惧。妇科病逐年高发，已经无法回避。在治疗方面，现代医学又常常显得力不从心，尤其在面对一些子宫疾病时，在激素治疗无效的情况之下，往往只能一切了之。而这对女人一生的影响，却远远没有结束。

| 王氏女科 |

现在最大的问题，不是这个社会不关心女人，而是女人根本不知道关心自己！因为不懂"女人"这个生命是什么样的，关爱有时候成了伤害。与男性不同的是，现实社会显然忽略了女人属"阴"这个关键词。

自古就有一句话，天下唯女子与小人难养也！女性看到这句话心里会不舒服。孔子说女人难养，不管他是从哪个角度去理解的，至少从我们作为女科大夫的角度来说，有一定的道理。说女人"难养"，并不是贬义啊，而是说女人的生命太过细致，是她的生理与生命特质所决定的。

女人是什么？哲学家周国平的话说得精彩！"女人并不寻求，因为她从不离开家园，她就是生命、土地、花、草、河流、炊烟。"没有人敢说伺弄土地是一件容易的事情，没有人敢说把土地给研究明白了。因为承载万物的大地太厚重，太繁复，充满了无限可能。所有生命都仰赖土地才能得以出现、生存。而且土地有大性情，你对它好，它就会用肥沃、多产和风和日丽报答你；你如果只会向它索取，用各种现代化机器，快速和尽情地压榨它的精力，为人类产出养命的粮食，它就会慢慢发生变化，甚至翻天覆地。这和女人对自己所爱的人、所爱的生活的态度，不是一样的吗？所以一个好农民，终生的精力都在研究大地，敬畏大地，跟大地学习生命究竟是怎么回事儿。那些七八十岁，稍微有点文化，或者连大字都不识的农民，你跟他聊天，他能天文、地理、人伦跟你聊个遍，而且面对他时，你会觉得自己的知识真是贫瘠、浅薄呀。并非他是高人，而是因为他比你更接近土地。

遗憾的是，现在会养土地的农民太少了，就像是现在懂女人的人也太少了一样。

女娃娃们啊，不懂得珍惜自己，真让我们心痛。

　　什么样的生活可以"养护"女人？现代人养颜、整容术五花八门，其实不见得比古代人明白。而从我们家传承来说，想要了解女人病，做个合格的女科医生，光看病不行，必须先了解何为女人。

　　何为女人？这是一个本质的问题。以我们的家传，傅山先生女科治疗经验，我们认为：不管是女人自身还是妇科大夫，最重要的一件事，就是要将女人看作是"女"人，突出一个"女"字。女，是对男的呼应，男人是种子，是风筝，是山，是树，男人能播种子，女人能生娃娃，这是古人对性别特点的基本判断。生娃娃从最早的象征来讲，就像大地长出庄稼一样，是天经地义、自然而然的事，这种母性才是女人的根本属性，由此生发出她一系列的观念和行为，这是女人的本能。所以自古人们就把女人比喻为土地，也把大地比喻为母亲，都归根于一个"生"字，一个创造新生命的天性。生下来，还要养育，于是母性的情怀慢慢环绕而来：慈爱、包容、涵养、耐心——女儿是水做的。而这一切都取决于女人身体里面的"血"，所以女人也被称为"红颜"，不同于男人，男人是"气"。中医经常讲"精血"，一个在事业上"殚精竭虑"的女人必定耗精辱血，没有"血"的这个物质基础，她会像男人一样暴躁。

　　女人病了，在临床上，从古到今基本上是四个方面，"经带胎产"，这是女人一辈子的问题，几乎都出现在子宫上。要强调的是，我们中医所说的"子宫"，和现代医学所说的"子宫"不完全相同，那只是解剖学上说的一个器官，中医看人是一整个儿的，子宫的功能是由许多脏器配合、协调来实现的，相当于现代医学所说的女性生殖系统，包括了子宫、卵巢和输卵管等一系列器官。子宫的老名字叫"女子胞"、"胞宫"，是子女的宫房，呵护胎儿，让他安全成长，再出生。

　　判断女人的健康，子宫好不好就是终极指标。说白了，子宫好，女人才好。

　　为什么把子宫说得那么重要呢？这就和前面说到的女人本质有关。女人，大自然或者说造物主为她设置的根本使命是生育，从这个角度来看女人，她很简单，就是一个以子宫为内核的生命体。子宫就像一个重兵把守的秘密基地，藏在女人的身体深处，接受着身体供奉的精华，用"经带胎产"的语言传达出相应的信息。

　　如果脏腑和经络的气血充足、运行通畅，达到一个和谐的状态，子宫的变化便有平稳的周期性，一步一步跟着月亮走：满月的时候排卵，月亏的时候，即月残或新月的几天月经来潮，有条不紊。所以，女人的身体问题，都和"生育"脱不了关系，这个子宫，是生命的宇宙，不只生娃儿，还养女人。

　　《西游记》有一回讲到一个金光寺，寺顶供奉有舍利子，白日里祥云紫绕，夜里霞光万丈。子宫也像人体这座高塔托起的一粒明珠，如果它的邻家——五脏六腑和经络出了问题，高塔的底座就会倾斜，子宫这粒明珠就岌岌可危了。月经、白带、胎儿、生育能力，都是子宫状况的直接表现，一些蛛丝马迹还可以从面相上看出来，女孩子好看不好看，和子宫"遥相呼应"，子宫不健康的女人就没有如花的容颜，无论怎样化妆，都没有自然的美丽。

02. 怎能轻易舍弃你的子宫

| 田原笔记 |

子宫，它静默地生长在女人身体的深处。然而，正是这深陷所在，上帝设计的秘密"生命基地"，使得女人无法认识自己，因为，她追根溯源，却看不到它。

张爱玲在小说《色·戒》中曾提到这么一段话："到男人心里去的路通过胃。"是说男人好吃，碰上会做菜款待他们的女人，容易上钩。于是就有人说："到女人心里的路通过阴道。"这是文学情感上的理解，而这样的理解在现实生活中并不鲜见。如果我们换一个角度，从中医的角度，我们还会了解到：女人阴道背后的子宫，它以我们尚不知道的方式连接在女人的心脉上，沟通全身，构建了这个自然界中最为美丽的花朵。

遗憾的是，我们看到了一个统计数据，在我们国家，30岁以上的女性，每年有四分之一的人患上子宫疾病，每年有超过 100 万个子宫被切除。子宫切除手术，已经成为了医疗手段中"约定俗成的惯例"。问题是，被摘除了子宫和乳房的你还会是原来的你吗？这需要社会和女性自己深思。

其实古老的中医学早早就包括了心理学，具体地说，中医是身心医学，强调天人合一，身心合一。在两性关系中，女人和男人的重心各不相同，就是说，有了两性关系的女人更容易全身心地投入，而男人则由于得到而释然。当然这是指一般规律。那么，女人的子宫是怎样连接在女人心脉上的？这需要我们慢慢来理解。我们说子宫，就像庄稼地一样，那地好不好，能不能种出子实来，要看它的能量，它的背后有一个庞大的运作团队。古时候有一个习俗，元宵节都要放天灯，也就是"孔明灯"。这种灯做起来也很简单，先用竹篾扎一个支架，再用纸糊上，封成一个上下通透的灯罩。然后在底部安支架，放煤油灯，点燃。火焰燃烧后，产生的热空气使灯罩膨胀，灯罩就能慢慢地飘起来。后来西方人发明的热气球也是这个道理。但是，一旦火焰熄灭，这盏灯就瘪了，没有动力了，就要掉落下来。

人体内的肾阳之火，就相当于孔明灯底部的火焰。它不单单有温煦的作用，它"燃烧"后的热气，就是人体的气机，是一种能量。这种能量为五脏六腑、气血脉络，甚至肌肉、骨骼提供活力与动力。简单来说，就是人体的阳气。现在呢，阳气不足的人群逐年在增加，其中包括不孕不育、停育的群体，每年在增加。这个很危险。

那么子宫的能量来源于哪里？七个字：冲、任、督、带、先后天。

"冲为血海"、"任主胞胎"，"主"就是主持、主管。冲脉、任脉和督脉"一源三歧"接通胞宫，维系着胞胎，经脉的背后是两大源泉：肾脏和脾脏。肾脏是先天之本，父母送给你的"煤气罐"，一生下来就可以直接"点燃"启用；脾脏是后天之本，要通过消化食物来获得营养。女人怀孕以后，后天之本能不能正常地工作，发挥最好的功能，才是最关键的。

所以说，停育和流产往往是因为母体的阳气不充足，阳气不足，她整个人的温度就差，温煦功能就差。应该说，一旦子宫出现了问题，就标志着整体健康出了问题，是子宫的供源不足，或者不畅导致的。子宫有时只是个警报器，表明身体的整体环境出了问题，切掉子宫相当于摘掉警铃，不仅不解决根本问题，还会掩盖其他重大问题。还有乳房，它和子宫是一个系统里的，现在高发的乳腺囊肿和肌瘤，都应该和子宫同步调治，而不是切除。

03. 女人的七年定律与肝肾定律

我们在解剖绘图上看到的子宫，有着粉色的身体，双臂揽着卵巢，腰身玲珑，像一个小人儿。

女人的卵子，天赋的生命库存，在出生时就充实在巢中，接近 200 万个卵泡，到 14 岁左右的青春期时，余下大约 30 万个。月经初潮开始后，一颗颗卵子相继成熟，每个月有一颗光荣出阁。

女人的一生，没有意外的话，将输出 400 到 500 颗卵子。

|王氏女科|

简单说，这 400～500 颗卵子的出阁会带来女人的月经。调整好女人的月经，让月经正常，持久一些，对于女人的健康与长寿非常重要。当然这只是其中一个重要的指标。

女人要想生一个健康的娃娃，子宫壁是种（zhòng）子的土壤，种（zhòng）子和土壤都很重要，这俩的状况不是一成不变的，在女人的

10

一生中，有"七年"定律和"肝肾"定律在支配生育力的兴衰。

"七年"定律是说女人的身体状况以七年为周期发生变化，每七年有一个主色调，就像蛇的定期蜕皮一样，女人的一生有着次第开放的美。

"肝肾"定律是从五脏的主次地位来说的：少女阶段以肾为主，这是肾气最足、促进全身发育的时候；中年是以肝为主；等到年纪大了，绝经了，脾脏挑起了重担，同时肾脏也在兼任一些重要工作。

在不同的年龄段，女人的问题要考虑相应的主力脏器。

肾是个先天的东西，人一生下来，肾水有多少，就决定你活多长时间。

在七岁以前，女娃娃的子宫等生殖系统还没有开始发育，肾水化生的肾气还不充盛，这时候的疾病主要是脾胃病，疳积啊、寄生虫啊、感冒发烧什么的，不会出现妇科方面的问题。

七岁以后，女孩子的乳牙换成了新牙，黄毛丫头的黄瘦样子没了，头发变得乌黑柔顺，长得靓丽了。在这背后，是肾气初盛，天癸萌动，卵巢开始发育，为卵子的成熟铺路。十岁左右，乳房开始发育。这时候，肝肾的功能还没有充分发挥，千万别急着给孩子上营养品、进补，这反而会拔苗助长，要让孩子吃得清淡有营养，荤素搭配，别偏食。

到了青春期，十四五岁左右，肾气充盛了，天癸也充足了，气血打通了冲任二脉，卵巢完工，子宫的土壤也培好了，卵泡逐渐发育成熟，成为卵子排出，女孩子就开始来月经。这是一个很重要的标志，说明她的潜力要在全身爆发了，最明显的就是饭量大长，蹭蹭地拔高，这才是食补的最好时机。现在的女孩子，十一二岁就来月经了。就是因为营养太好，接触到激素的机会多，早熟，这是一个问题，再一个反面问题就是卵巢发育不良，还有月经失调。在这个时期，治疗首先要考虑肾脏而不是之前的脾胃了。

21岁开始，再一个7年，是女人一生中最水灵的时候，发育相对成熟，月经和排卵形成了一个稳定的周期。这个时候的女孩子脸色白里透红，整个透着气血充盈的红润，娇艳欲滴，如熟透了的草莓。以前的女人早结婚，生育了，事儿就多了，需要看孩子，管孩子，还要操持家务。这个时候，就很考验肝血是否充足，很多女人在生育后，脸色微黄，出现了"黄脸婆"的样子，其实就是肝血不足之象。因为肝是"将军之官"，"谋虑出焉"，中医说这个谋虑是从肝脏来的，有事儿了，这个"肝"就开始工作了。女人肝血不足可以表现在很多方面，很多女人生育后，感觉不舒服了，烦躁，抑郁，临床上有一个病名，产后抑郁症。这个时候就需要调整肝血养心神，都会获得一个很好的疗效。一些所谓的抑郁不是真正的抑郁症。

28岁到35岁，是女人身体一生的高潮，她的气血最为旺盛，生机勃发，生育力最强，可以说种子和土壤都进入了空前的繁荣期，最女人的时候。这时候出现的妇科问题大多以情绪不好为诱因，这也是肝主管的一面，肝气不调，及时用一点逍遥丸疏通郁闷的气机就好了，女人结婚生育之后，就应该从肝上找问题了。

过了35岁，女人进入中年，气血开始有衰少的迹象，容易出现一些假性的心脏病，一方面还是肝气不调，另一方面是因为虚，气血不足了。管孩子念书考学、操持家务，加之工作，太过耗费心血，肝里边藏的血不够用了。我们在这方面的临床治疗上是深有体会的，还是重在调肝，稍加养血补肝。

但是话说回来，十二三岁以前、没来月经的小姑娘，别用逍遥丸，小姑娘一般不用调肝。

年纪再大，到五六十岁，绝经后，就要开始注意脾脏，兼顾肾脏了，这时候的子宫，像土地进入了冬天，正式进入了休耕期，沉寂了，卵子也不再发育，女人失去了生育力。肾主生命，年纪大了，肾脏的能量肯定匮乏了，大半辈子下来，肾水、肾精都耗费得差不多了。一个脾、一个肾，这时以脾肾两亏为主，气血要闭藏，省着用了。适当地吃点活血化瘀的药，吃点补肾的药，比如六味地黄丸，金匮肾气丸，当然一定要在医师的帮助下，先辨体征，阴虚用六味地黄丸，阳虚用金匮肾气丸。在临床上，这个年纪的很多病，包括心脏病，也要从肾上来管了，真武汤"壮肾中阳"，心衰和肾衰的病人，都能用到。

▶ **真武汤（请遵医嘱）**

出处：《伤寒论》

方药：茯苓 9g，芍药 9g，白术 6g，生姜 9g，附子（炮去皮，一枚，破八片）9g。

主治：脾肾阳虚，水气内停证

症状：小便不利，四肢沉重疼痛，腹痛下利，或肢体浮肿，苔白不渴，脉沉；太阳病发汗过多，阳虚水泛。汗出不解，其人仍发热，心下悸，头眩，身瞤动，振振欲擗地。

04. 十个女人，九个欠逍遥

| 田原笔记 |

几乎每一个女人，一生当中，最惧怕的就是走进那个妇科诊室，但是，又几乎每个女人都要与妇科疾病打交道，越想逃避的，越走近。因为我们不了解自己的身体，身为女人，我们只知道容颜的外在美丽，而不深知这些美丽或者枯萎来自哪里！还有那些被病痛长久纠缠的女孩子，身上的病缠绵难愈，痒、痛、干、出血；有些甚至无法逆转，官颈癌、乳腺癌……

作为女人，我们常常要自问：这一路走来，真是有些辛苦，有的女人身体总是出现这样那样的问题，有的女人河东狮吼，誓与男人一争高下，对于女人，到底什么是良药？什么是陷阱？如何判断自己是否偏离了女人的轨道？什么样的女人才是真正的女人？而对这些问题，女人，需要的其实不是一双自由高飞的翅膀，而是一份对女儿身的最本质的关怀，对女人身份的自省。

| 王氏女科 |

女人所有的美丽都深藏在子宫里。而子宫对女人来说，既是福地，又是祸地。生命在这里孕育、诞生，同时，祸患也从此衍生。我们认为，透着"女人味"、充满女性魅力的女人才是真正健康的女人。那么，哪些女人已经不健康了呢？大发脾气，情绪喜怒无常或者忧伤、抑郁等等，其实这些都是不健康的蛛丝马迹。反过来说，女人身体的健康和子宫息息相关，其实就在于子宫，子宫健康了，女人各方面就都到位了。而女人，想了解自己并不难，这个关键点就是子宫。它给出的信息可以从很多方面解读出来。

首先是面相。中医讲面相，在临床上，每个人来了，我们都会先看看她的形象，从气血和神情举止中，有时就能直接判断出这个女人的子宫情况。比如说失血过重的，包括休息不好的，面色白，这是大的气血方面的问题。

卵巢发育得不好也能看出来。比如今天进来三个女孩子，一个很瘦弱，瘦高；再一个是面无光华，面色萎黄；再一个汗毛像男人一样，很重，这类人呀，就是有生育问题了，月经不正常，几个月不来，一来半个月、40天都完不了。一般来说，汗毛重又肥胖的女孩中，90%生育有问题，这样的女孩，子宫的附属器官发育得一定不太好。再看舌苔，如果面色和舌苔一致的话，那么这个人在成长的过程当中，包括脾胃的功能，也相当不好。再一个，这种女人有特殊的性格，比较傲气，脾气特别大，或者是脾气不大但就爱哭，喜怒无常。

这些就是写在脸上的健康晴雨表，女孩子每天在洗漱、洗澡时，抽出一刻钟、两刻钟照一照镜子，打量打量自己，观察观察：面色透不透亮？发黄了？发红了？还是发暗了？脸上看着结实不结实？有没有长斑长点的趋势？嘴唇有没有血色？头发有没有光泽，近来是不是脱落得厉害？……依次下来，还有腰身的胖瘦，月经白带的周期，是否出现行经腹痛等等。留意自己身体的细微变化，才能在第一时间捕捉到调整的最佳时机，将问题消灭在萌芽状态。

再一个，我们看病先说脾气。为什么先看脾气？因为性格不好的病人，吃什么药都不太管用！所以说，观察自己，不仅仅是"表面功夫"，还要"内察"，坦然地、客观地来面对自己的性情和情绪波动。为什么这么强调情绪呢？"七情伤人"啊，实际上囊肿也好，子宫内膜异位也好，包括子宫肌瘤，都是生气、劳累、饮食不注意造成的结果，特别是生气，这种负面情绪的积累，是很多疾病的罪魁祸首，而且，这种"生气"容易变成习惯，所谓"动不动就发脾气"，有时候这已经不是个人性格的问题了，而是身体里脏腑气血失衡了，血不敛气导致爱发脾气，爱窝火，觉得事事不顺心。注意了，这是一颗定时炸弹！只要有这颗炸弹在，补脾、补肾的药都发挥不了作用，因为这"生"起来的"气"会像风吹蜡烛把药力"吹"得东倒西歪。

大多数时候，这样的女孩子也知道自己性格不好，小心眼，爱攀比，爱无理取闹，生过气后又懊悔，却总是控制不了自己，改变不了天性。怎么办呢？身体有一个通往"情志世界"的入口——肝。

女人经带胎产的毛病都离不开肝脾肾的平衡，这是根本，但着手时必须先用三两副药调肝，等肝气平和下来再用药就到位了。女孩子，我们给你一个常规的办法，平时感觉到状态不好了都可以喝点逍遥散，或者加味逍遥散，当然，这里说的不包括没有发育的女孩子。不管是妇科疾病的问题，还是长斑的问题，通比补要来得重要。要我们说，还是要疏肝气，还是要吃逍遥散。逍遥散这味药呢，既不干燥又不热，主要是和解，调节整个人体里的阴阳气血平衡，和平解决问题。先辈留下来的话是：十女九逍遥。吃上逍遥丸，一个是她情绪不急躁了，再一个子宫里面的血液循环增强了。说来这逍遥散不仅防治很多女人病，也是美容的法宝。肝藏血，肝又主气机的升发，把它安抚得妥妥贴贴，身体里的血液生、化、运行自然顺畅。正如朱丹溪所说："气血冲和，百病不生，一有怫郁，诸病生焉。"就是说气血调和的人，什么病都找不上；但是，一旦肝气郁结了，就什么病都来了。所以，不必总是担心疾病会找上自己，保持快乐，努力寻找快乐，是预防疾病的最好方法。

还有一个要自己分析的，就是子宫的经历：生了几个孩子，或者是流产过几次；还有子宫内膜的一些情况，是不是得过盆腔炎、输卵管堵塞、卵巢囊肿、盆腔积液、子宫内膜异位或巧克力囊肿？经历过这些以后，现在月经和白带的表现正常还是异常？这些都要结合起来，才能对自己的子宫状况有所了解。

现代人对于子宫的认识，大多停留在物质层面，导致今天很多女孩子，在面对子宫疾病或其他妇科疾病时，第一反应就是缴械投降，要么消炎，要么割掉。俗话说"种豆得豆，种瓜得瓜"，没有一种病是没来由的，除了外伤，也没有什么所谓"突如其来"的大病。查出得病的时候，首先要对身体有自信，自己积极调整，掌握一些妇科知识，读懂子宫发出的信号，才能更主动地恢复。

> **▶ 逍遥散的家族（请遵医嘱）**

逍遥散：柴胡、当归、白芍、白术、茯苓、甘草。

加味逍遥散：逍遥散＋生姜、薄荷。

八味逍遥散：逍遥散＋丹皮、栀子。

歌诀：逍遥散用当归芍，柴苓术草加姜薄。散郁除蒸功最奇，调经八味丹栀着。

05. 28 天的美丽旅程

田原笔记

最早察觉生命周期性的那个人，应该是一个女人，因为她的身体，已经用一些特有的现象，告诉了她一个又一个 28 天的周期，生命像斗转星移一样地回转，与月亮的盈亏同步。

在这接续的回转旅程中，生命不知不觉地从年幼，走向年迈。

然而，当女孩子第一次走上这旅程时，她有着迷茫的不安；安然接受成为女人后，也鲜有人能细细体会到这 28 天中每一天的风景。

王氏女科

一般来说，女孩子的生理周期是28～30天，计算起来，就是相邻两次月经第一日的时间距离，和农历月的长短差不多，极个别的人会出现季经，甚至年经，周期是季度、年度，但只要遵循一个稳定的周期，就不会有大问题。

女人的健康在子宫，子宫的健康与否，就在于它能不能形成一个稳定的周期，并严格按照这个周期来变化，这个变化，就是"变动"而"化生"。子宫这个用来养育胎儿的空间，它的表面有一层黏膜——子宫内膜，是"种植"胎儿的"土壤"，受精卵在这片土壤上先扎个根，渐渐生长出一根脐带，胎儿就在脐带另一端的胎盘中一天天长大。如果没有等到受精卵，这片土壤会推陈出新，重新培土，为下一个生育季做准备。这个周期像一个浓缩的四季，这春夏秋冬顺利交接，女人的身体才会生态和谐。

我们就以28天的周期为准，仔细看看这个过程。

每当子宫内膜脱落，月经来潮，就启动了28天的旅程。开头的1～4天，子宫把上一个周期所累积的杂物、废料通通排泄出去，这相当于一年四季中的开春时节，好像农民为了迎接春天的耕种，开始松土，从田地中清理杂物，并开沟引渠，把陈腐的东西冲走，同时灌溉土地。

经血先是暗红，慢慢转成鲜红，细细冲洗着子宫，会带来一些不适，有的人感觉容易疲惫、腰腿发酸，这是常见的，因为气血在这里涌动，总会有些起伏。有的人出现痛经，这说明经血的生成和行走发生了障碍，要引起注意了。女孩子在经期要注意休息，保证充分的睡眠。老一辈人都会教小姑娘说，这个时候不能吃生冷、辣的东西，现在的小姑娘不太在意，其实老人的话是很有道理的，气血都忙着支援子宫里的大运动，脾胃的消化能力比较差，吃了生的、冷的东西，脾胃还得先花一番力气把它弄热了、弄熟了，负担很重。

月经到了尾声时，当最后的一点杂质清干净，子宫就换上了娇嫩的"新土"，小宇宙平静下来，就像进入了阳春三月，开始了新一轮的培土，这会持续一周的时间，也就是28天里的第5～13天。因为杂物清除干净了，身体轻装上阵，女孩子在这段时间心情愉悦，脸色白净许多，精神头好了，吃东西香了，睡觉也实了，不容易发脾气。培土的工作是一种积累，是比较轻松快乐的，就像人们更喜欢获得东西，而不是舍去东西，这个时期，整个身体都充满了希望的生机。

新土的积累达到顶峰时，子宫就迎来了高潮，这是28天里的第14～15天，土地最肥沃的时候，胎儿的家园已经准备好了。白带又开始增多，这时的白带很清亮，有点像蛋清，可以拉出长长的丝来，不只这些外形特点像，它们的功能也相仿：保护、营养卵子。白带先行把道路铺好，卵巢中就排出了一颗成熟的卵子，有时甚至是两颗，输卵管的抓手把卵子捧回来，放置在输卵管壶腹部，这里比较宽敞，精子进来和卵子结合，再往子宫去扎根。如果卵子没有遇到精子，就会随着白带排出体外。

排卵是女人身体的一个盛典，全身心资源都来投入其中，男女的情感在这个时期比较浓烈，卵子排出后，全身的温度快速提高，营造出一个气血活泼的温室。古人把这个时期称为"氤氲之时"，一个云烟弥漫的时刻，和"混沌开天地"的太初联系起来，子宫这时俨然一个宇宙，受精卵在这里成长为胎儿。西医用体温来监测排卵期，排卵后第二天，女同志的体温会比平时升高约0.6℃，这是一个很实用的方法，可以帮助准备要孩子的夫妻把握时机。

如果卵子没有受精，子宫的土壤没有用上，就要慢慢代谢出去，这是28天里的第15～28天，旅程进入了秋天。身体的热度一直没有消退，是为了顺利开始新一轮的清扫工作，把不需要的养分和废料收集起来。大地的秋天是一派萧瑟的，这个时候，很多女孩子会感觉到做事情兴致不高，不太爱动弹，这和身体的气息是一致的。

等秋冬走到尽头，月经便再次来潮，旅程周而复始。

06. 脾肝肾，决定女人健康的"铁三角"

| 田原笔记 |

在山东的一座小城，我看见过一个女孩，让我至今难忘。她不化妆，不美艳，但是那份天然的，桃花一般的面容真的是美仑美奂。看到她，你会觉得她是乡间的一朵小花，盛开在田间溪畔，和自然浑然天成，美不胜收。后来我知道，这个女孩的父亲是一个民间中医人，并且有着自己独特的医术，在中药和传统文化的调理下，女孩呈现出了这份让人难忘的美。在都市，也许在不经意间，你也可能遇见这样的女人，她或者健谈，或者话不多，可能爽朗利落，可能心细如发，但她也有这样的美丽，一种与衣裳和装扮无关的美。似乎在自说自话的演绎着自然美的故事，这美，是蒸腾着生机的，感染了周围的人和物。于是，她带给你一种莫名的吸引力。这种神秘的吸引力，来自于女人身上起伏的力量，她们，作为生命的载体，肥沃、包容、多彩、润泽……像一条大河，流淌着充沛的情意，积蓄着无尽的可能性。

然而，在现代生活中，这原生的、热烈的美，被越来越多的化妆品、衣裳和首饰，以及不惜代价的整容、修面给淹没了。在这些时尚潮流的背后，是女人们急于遮掩的粗糙毛孔、鱼尾纹、黄褐斑、晦暗气色……然而，当褪去浓妆，回到一个人隐蔽的角落，女人，你还自信吗？你想知道自己曾经的那份美丽去了哪里吗？什么时候，什么原因自己就变成了"黄脸婆"？

| 王氏女科 |

其实，女人真的是用来"养"的！谁养？自己养自己。怎么养呢？现代生活中，女人像男人一样称雄称霸，就不是"养"自己，而是殚精竭虑，最后阴血干涸，"黄脸婆"，河东狮吼自然也就出现了。

有句广告词说"白里透红，与众不同"，其实女人之所以为女人，女人美不美，好不好，就在于这透着的一点红，这是血气充足之象。有血气了，脸上红润，唇红齿白，整个人的精、气、神就好，这就是鲜活生命的气势，怎么看都很柔情似水，这就是美，她自然是不会有脸色晦暗、满脸瘀斑的。

光在表面做文章的美容就有点肤浅了，现在也有很多人提出说女人的保养要"内外兼修"，但他们总抓着一句话不放，说"女人以血为主，男人以气为主"，认为女性保健就是简单的补血，市场上有很多补血保健品广告，特别是补肝血的卖得很火，其实呢，这样理解生命和女人就太简单了，太概念了！缺什么直接补什么，补进去的营养真的留在体内参与生命运动了？远不是这样的。

傅山先生治女科病，有一个大法则，主要是三个字：消、化、通。包括我们王家，在治疗上力求有所传承，有所突破，有所创新，也是围绕消、化、通为核心的。这是临床治愈疾病的大原则，也是女人健康生命的大法则，更是治疗女性不孕不育或者其他疾病的不二法则。

　　第一个就是"消"，以调脾胃为主，只有健康的脾胃才能用以生气血，给生命提供养分；第二个就是补肾精，突出了一个"化"字，正所谓出神入化，最终是补肾精，以涵养肝木；第三个是疏肝郁以理气血，就是一个"通"字。这是傅山先生对女性健康的贡献，也是他的学术核心，几百年来经久不衰，而我们从事临床治疗的28代人从来没有离开过这三个基本点。

　　那么，"消、化、通"具体怎么做呢？关键在于我们搞清楚"脾—肾—肝"这个"铁三角"之间的关系。

　　脾是后天之本，肾是先天之本，肝是它俩中间的一个枢纽，这说的是它们的定位。脾胃负责我们出生以后的营养摄取工作，"食大于天"啊，简单来说，脾胃功能好，就能很好地消、磨一日三餐吃进来的食物，化生为生命运转所需要的气血。源源不断的气血有了，谁来安排、打理它们，让它们在身体各处有序运行呢？靠肝气，肝气通畅，气血就通畅，不止身体好，心情也会好。肝气打哪儿来呢？从先天之本——肾中来，肾精是滋养肝木的营养液，肾精不足，肝木就长得不舒展，它能传达出来的生发力、生命力就大打折扣，所以必须保护好先天之本的肾脏。

　　这就是环环相扣的"铁三角"，傅山先生总结的方子中，始终把握着"消、化、通"的原则，方剂的名字都特别精当，肝是要用"清"法、"调"法的，没有光补肝血的。有人说中医学里五行不可偏废，心肺也应该纳入治疗的考虑范围。我们不这样认为，临床表明，只要"铁三角"稳定，脾、肝、肾关系正常，心和肺就能高枕无忧。这也是《黄帝内经》中的思想啊，心为君主之官，肺为相傅之官，脾为仓廪之官，肝为将军之官，肾为作强之官，它们是分级别的，心肺是大主管，并不负责具体事务，治病的时候，轻易不要直奔心肺去，应该先找下边各部门管事的脾、肝、肾。

调脾、肝、肾也不是一拥而上的，要有步骤、有重点，就像下棋，要看局势，下活棋。都说用药如用兵，自古以来用兵的老规矩就是"兵马未动，粮草先行"，在调肝、补肾之前，要先保证好气血的供应、气血的库存，在这个时候，这个后天之本的脾，太重要了！调肝、补肾药有一大部分也要通过脾胃来吸收，而且，肾是先天之本，这颗棋轻易还下不动。脾胃盘活了，功能好了，吃什么营养都能吸收，阴阳力均衡了，气色好，气血周行通畅，瘀斑也会褪掉，身材不会过胖，也不会过瘦。

如果这三步不能配合起来，就不能从根本上改变身体的"病况"，也就是说身体的大环境只要没有调整平衡，再怎么补血都是徒劳，反而会导致新的淤滞。

07. 有好脾胃，才有好将来

┃田原笔记┃

我欣赏这样一句话：有脾胃才有未来。

记得有一位女友，在三十几岁的时候，丈夫总爱开她的玩笑，晚饭后很久，总是屋前屋后地找她的 "腰身"——咦，那个"小蛮腰"哪里去了？一顿饭就给填满了！女友今年也四十几岁的"婶婶"了，早就没有腰了，发福了，血压也有些高了，月经也不正常了。其实在她的丈夫开始"找腰"的时候，她的脾胃已经虚弱了，只是她不知而已。

对女人来说，有脾胃才有未来，才有美丽，真是如此。然而，偏偏女人的脾格外娇弱，一些不经意的生活习惯都能伤到它。比如说，思虑伤脾，越爱操心的人，越容易犯脾胃上的毛病；肝郁克脾土，长时间的不痛快也会暗耗脾气；熬夜失眠，日子久了，不止脑子累，连脾胃都变得脆弱；工作太忙，饿一顿饱一顿，也会让脾招架不起。还有永远和女人过不去的减肥，更是"黄脸婆"的主要推手。也许，看上去女人瘦了，体态婀娜了，但与此同时好脸色没有了，好体质没有了，用来养育宝宝的土地也开始干涸。

养好脾胃，攸关女人的美丽，攸关女人一生的幸福。可是健康的脾胃是怎样的呢？失去了，还能再找回来吗？

|王氏女科|

曾经有个德国的华裔来找我们看病，30多岁。她的症状就是三两天来那么点月经，来的时候就好像小孩儿尿尿一样，控制不住的，随便就滴到裤子上了，也不多，老是那么一点儿，这就属于漏。但是德国医生给她诊断的是黄体功能不全，就给她补充黄体，也不顶事儿，除此之外没有其他办法了。这个女人的体质相当弱，又瘦又小的，很明显是脾虚。虽然她讲普通话，但是我们说平遥话，结果也不知道我们俩谁是外国人，还得她姐姐来当翻译。（笑）像这个病，我们就给她开了养血归脾汤，还有一个我们家自制的止血合剂。只看了两次，已经比以前改善多了，不会随便出血了。她的家人，现在从国内给她寄药过去，病情一点点在改善。

讲这个例子什么意思呢？很明显，女人的脾胃忽视不得。什么样的脾胃是好脾胃？最简单的理解就是脾阳充足，脾胃动力十足，到饭点了知道饿，吃饱了能消化干净，化生成足够的气血，营养到全身。大小便能把消化利用后的垃圾排干净，没有多余的湿热。有好脾胃的人"进出"两关都畅通无阻，气色好，皮肤滋润、有光泽、不长斑点。

这些年一直在流行的排毒养颜的电视广告，告诉女孩子说，你的黄褐斑、痤疮、便秘、失眠、胃口差、盆腔积液等等全是因为身体里有"毒"，要把它们排出去，才能白净漂亮。可是什么是"毒"呢？它们从哪里来？很简单，所谓毒，和那些瘀斑、便秘一样，都是身体不健康、代谢不正常出现的产物，所以身体某些"部门"工作失常才是根本原因。很大程度上与现代女性的脾失健运有关。脾没动力了，或者说干不动了，该吸收的吸收不了，该排解的排不出去。

再说很多排毒产品，里面都放了寒凉、泻下的药，比如芦荟、大黄，让你拉肚子，把好的坏的通通排出去，刚开始吃一点就很见效，大便顺畅了，好像排下了很多"毒"，后来要吃多几倍的药才能达到原来的效果。胃也开始不舒服，吃什么都不好消化，有时候喝冷饮都拉肚子，大便就乱了，不拉肚子的时候，便秘又起来了，比原来更厉害，脸上更没血色了，发暗，发干，斑变多了，痤疮发不出来，色素明显沉着，愈合了还会留斑。

所以讲，排毒确实将肠道里堆积的"毒素"排出去了一部分，但是脾虚的根本问题没解决，日复一日，所谓的"毒素"还是会不断地堆积。结果脾虚的人她看上去反倒是胖的，这是虚胖，脾主肉，脾阳足的人，皮肉是紧实有弹性的，脾阳虚了以后，水湿蒸不出去，会感觉脸发松发胖，手脚发胀，腰身早上起来还挺结实的，到了傍晚就像吹起来一样，虚胀。

《黄帝内经》说："诸湿肿满，皆属于脾。"十个胖人九个虚，大半是脾虚，怎么伤的脾呢？三个字：思、凉、满。

思，就是思虑伤脾。这个思虑，还不完全是说为了工作而绞尽脑汁。就是一件事想不通，老在心里捣鼓，想放又放不下，大晚上本来有些困了，心里一想起这事，就挠心挠肺，觉都睡不成。一股气全堵在胸口和胃口这儿，脾气滞结，动弹不得。

凉，一方面是现在生活太丰富了，女人也熬夜，津液都熬干了，肯定有虚火，再一方面，全国流行川菜，吃辣多，相当于火上浇油，助长体内的虚热，最后导致的结果就是冷饮盛行，冰啤酒、冰西瓜，相当于一盆冷水浇下去，虚热好像是解了，其实是伤了真阳，身体的热力被浇灭了大半。熬夜还有另一个影响，本来白天光亮，用来活动、工作，晚上黑暗，适合睡觉、休息，现在的都市年轻女性，夜间常常暴露在强光下，生物钟紊乱，就会出现月经不调。

还有一个满，就是暴饮暴食，把胃撑着了，胃的能力不够了，消化不了那么多饭菜和零食，加班加点干也只能是粗加工，完了就让脾接手，脾也干不过来，就都累伤了。

说白了，任何耗伤阳气的行为，都伤脾，任何加大脾脏负担的行为，都伤阳。养脾，就是和这些不好的习惯反着干：该工作工作，该休息休息；注意保暖，避开冷饮，如果有条件，养成每天早晚一杯热水、一碗热粥的习惯；规律三餐。职业女性，可能实际工作条件很难保证这些，平时可以在医生的建议下适当吃一些保和丸、附子理中丸、六君子丸等成药温补脾胃。当然，如果多年的行为已经伤了脾，那么，就要有一个长期的思想准备，慢慢养护自己的脾胃，像呵护自己的婴儿一样啊，是急不来的。

子宫第二乐章 · **月经，女人生命之河**

女人得以确认自己的生育力，在于月经。

那些或暗红或鲜红的血液随着每月的汛期汹涌，女孩儿们不安地跟同伴交换着秘密，男孩子立时成了外人。

中医学认为，月经上应月相，下应海潮，月有阴晴圆缺，海水有潮起潮落，天癸便是身体里的潮汐，肾阴充足时，每个月，五脏六腑要配合天癸的到来，一齐用气血将"血海"注满，满则溢下，便有了月经，它不单单是西医学中所说的随着子宫内膜脱落而流出体外的血液，还有很多成分。

古代人对月经的看法表现出两个极端，有人认为这是秽物，现在的女孩子们一提到月经，有时还要说"倒霉了"；但也有人从另一个角度来看月经，行经的过程更像一场神圣的仪式，月经是女人的生命之河，定时给子宫以灌溉和清理，女人才得以健康。子宫每一次"灌溉"，都是为着"种"下生命的一天，反复做着准备。经血，是翻新土地时，扬出去的旧土，这里面富有生命的养料，因为没有新生命需要营养，它才被排出来。

经血，有着我们不尽知晓的神奇作用。在我国古代，一些炼丹人使用处女的经血来炼丹，相信有奇效。印尼的交感巫术也认为，女人的经血是某种力量和精神泉源，是人体力量对外的延续。除了东亚，在澳大利亚的原住民中，至今还保留有一种将月经用于治疗骨折等外伤病的习俗。

女人一生中的行经次数和排卵次数相应，在 400 次到 500 次之间。当七七四十九年过后，天癸离席的时候便到来了，经带渐竭，没有办法再孕育新的生命。胞宫度过了潮起潮落的三十多年，最终进入恒久的沉寂中。女人的生命力随着生育力退潮，皱纹、白发与虚弱一并出现。

月经，是女人的宿命，也是她巨大魅力的泉源。但是现在很多女孩儿，生命之河刚刚开始酝酿，就遇到了波折……

01. 经血是女人健康与寿命的首要指标

[诊室现场]

田　原：我发现在你们的诊桌上都有个台历，而且密密麻麻的，记录着什么？

王氏女科：就是根据病人的情况当时记录下来的，这样非常方便，也便于计算，她们复诊时一看就清楚了。

田　原：你们特别关注月经的时间。

王氏女科：对。"经调则无病，不调则百病丛生"，女孩子的经期准了，经色、经量正常了，病就好了。这是个很关键的标志。

田　原：女性的这个月经，一天都不能错吗？

王氏女科：那倒不是，月经提前，或者推迟，时间在一周以内的，在中医的理论上都属于正常范围。这台历是我们记病历的一个简易版，不只看日子，我这辈子充分利用了。（笑）

这是 2005 年开始记的（从后屋拿出一摞病历和台历），这个是以前的老台历。开始记是因为主管医院、诊所的领导，要统计门诊量，看看我们一天要看多少人，后来我发现这样简易的记录用起来很方便。比如说这个，2006年11月8号，叫什么名字，女28岁，产后18个月，诊断，这样简单写起来。要查的话后面还有一系列病历。

田　原：这相当于一个便捷的检索目录了。这一本本日历记录了你们这些年看的病人。你这些病例是不是该整理出来呀？太可惜了。

王氏女科：应该要整理，就是一直没闲功夫。哎，这一篇都是这个月10号的病人，看了十五个。因为病人太多，没法记得这么清楚，就记一些基本情况：叫什么名字？多大了？哪儿的？用了什么药？

田　原：哦，基本上每天都有，那等于说你们一天都不休息？

王氏女科：可以这样说。

田　原：说到这，我倒想起我的一个姐姐，50岁的女人，一次偶然的机会，我们谈到月经，她说，真是很遗憾，有月经的时候不懂得珍惜，没有给她最好的体贴，现在没有了，才知道自己永远没有了那个"女人"……我们可以在这里给女孩子们提个醒，一定要关注自己的月经，在家里或者单位，要有一个这样的台历，记录她，不仅要了解她，更要懂她，因为这是专属于我们女人的，最珍贵的。

　|田原笔记|

世界女性教育的先驱者克鲁普斯卡娅说过："如果你在家教育儿子，就是在教育公民；如果你在家教育女儿，就是在培养整个民族"。日本人也有同样的观念。

电视剧《借枪》里的男主角在阻止女主角准备让自己做出牺牲的时候，有一段非常好的台词：你是女人，是母亲，不是男人，不是战士，你要为民族养育好儿子，让他们成为勇敢的战士。这段话意味深长。

而我们现代的教育已经淡化了男性和女性的区别，其实这种性别属性是很富有深意的。我国传统对于女子的教育有这样一个初衷：闺女，是世界的源头，未来树国民之母；儿子不好，还是一人坏，一家坏，一族坏，女儿因负有生女教子的重责，可就关系人根、人种了。又说：德妇才能生得贵子，世界才太平。

源头的源头，就在于子宫这个小宇宙。我们培养、守护好每一个子宫，就是强固一个强大民族的根基。子宫培养着生命的种子，女人则培养着一个民族的种子。这就是女人，厚德载物。

|王氏女科|

过去人又管月经叫"月事"、"月信"、"经水"，甚至以"天癸"和"天水"指代，这些称谓都是对月经来源的辨识。在傅山先生的女科学说中，调经是一个很大的主题，对于月经到底是什么，他有着一些追觅本质的探讨，如"夫经本于肾"、"经水出诸肾"、"经原非血，乃天一之水，出自肾中"、"经水乃天一真水，满则溢，而虚则闭"、"精满化经"等等。

这些说法都指向了一个来源：天、肾。

经水是肾中藏着的先天之精，一种启动生命的物质。"天一"这个词出自于《周易》，到《尚书大传·五行传》时，更清楚地分析了"天地既生，天一生水，地六成之；地二生火，天七成之；天三生木，地八成之，地四生金，天九成之，天五生土，地十成之"，如果从地球物质生成的顺序这个角度来看，天水便是万物的起源。每个月的日子一到，肾中的天一真水先动，其余脏腑跟随着分出气血注入血海——冲脉，这个蓄水池"满则溢"，月经就产生了。

五脏六腑有相对的独立性，它们的气血要先满足自己部门的日常开支，把管辖内的"住户"打点好，如脑、肌肉、筋、脉等等，有多余的血，才能注入血海这个中央财政机构。如果身体的气血不足，血海空虚，月经会迟到、少到。

所以说，经血是很珍贵的，它对女人的重要性，再怎么强调也不为过。它就是衡量你子宫状况、身体状况的首要指标。

而女人的问题，就在于"经带胎产"，如果将经、带、胎、产与"女人母土"的生育属性相类比，它就相当于什么呢？

月经，是用天一真水每个月对"土地"的灌溉和清理，为播种做好准备。

正常的白带，在现代医学来说，是由阴道黏膜渗出物、宫颈腺体及子宫内膜腺体分泌物组成的，相当于子宫里的长流溪水。

胎，就是种下了种子。

产，意味着收获。

这四个过程，一环扣一环。月经不好，意味着子宫的邻家们对这方"土地"的灌溉和清理接续不好，接下来可能要出现旱情，或泄洪，"土壤"的形态和结构就要发生变化，或增生，或异位；进而必然要影响到白带，本来清清的溪水，在颜色、气味和形态上出现了异常。

这样的土地，在播种种子的时候，很可能就要出问题，"种子"因为条件艰苦活不下来，这个女人就不能受孕，也有可能说，"种子"一开始活下来了，但因为生存环境恶劣，活不长久，流产和胎儿停育就会发生。这样的"土地"，自然很难谈得上丰收。

也就是说，经、带、胎、产这四个环节，有一环没跟上，这个女人就会失去平衡，这只是一个早晚的问题，因为，"子宫病了"的话外音是：身体深处的大格局失稳了。

月经推迟了、早到了、带黑紫色的血块儿了、行经腹痛、非经期或绝经期出血……遇到这些情况，女人可千万别大意，家有女孩儿的家长也要注意，如果不管不顾，久了的话，身体会出现很多毛病，如子宫内膜异位、功血、不孕，等等。尤其这个子宫内膜异位，在痛经的女性里，发病率达到40%～60%，这是相当高的一个数字，导致不孕的几率也是相当高的。

02. 让月经如约到来

中医妇科大家柴嵩岩曾说：不孕，在整个医学界来说，它都不是单独的一种病，而往往是多种妇科疾病综合导致的一个结果。不孕的女性，前期都有月经不调、痛经、白带变异等迹象，只不过，大多数人不以为然，在检查出不孕之后，才"承认"自己病了。

月经的"月"字，意指它"一月一行"、"月月如期，经常不变"。又叫"月信"，在日子上是很讲"信守"的，可是，现在大部分女孩子的月经却常常失约，而女孩子大多不以为然。这便是女性病高发的一个重要线索。

那么，经水怎样才能"月月如期"？

| 王氏女科 |

关于月经周期，也不是一天都不能差。现代医学认为，在7天以内的前后波动都算是正常的，但在我们看来，差七八天太长了，差三五天

36

还算是没问题的。差三到五天的，只不过是她的开放期不太规律。

月经的规律性很重要。有的人常年就是两个月行一次经，甚至一个季度行一次，一年行一次，经色是正常的红色，没有血块儿，不会痛经，整个经期不超过7天，没有什么不适。这是正常的，和个人的特殊体质有关，不要轻易去打乱身体的规律。傅山先生在《傅青主女科》一书中，称这种现象为"经水数月一行"，这样体质的女人是"天生仙骨者"，"不必妄行治疗"。

除了各人体质的差异，大规律还要看年纪，看她的生活内容，这是主调。

* 初潮期

女孩子进入青春期后，最早出现的还不是月经，而是白带，说明子宫已经苏醒了，这是一个前奏，给女孩和做母亲的一个准备期，月经初潮随后就到来了。在初潮后的半年到一年里，很多女孩子对月经很是头疼，因为它的周期不太稳定，说来就来，有时三两天就干净了，有时候拖上十天才结束，经量的波动也就很大。这种不规律的现象是比较常见的。

如果饮食清淡有营养、睡觉充足，学习上没有太累的话，这现象是正常的，不用太担心。子宫刚发育，要用上半年多的时间和它的"邻家"磨合，调整好步伐，就像一个孩子刚学走路，步子不稳，甚至摔跤，都是正常的，这个时候千万不要用药物去干扰月经周期。随着年龄的增长，月经会慢慢形成规律的。

如果这孩子爱吃生的、冷的、辣的东西，学习太辛苦，作息不按时，会加重月经的失调，在上学的孩子当中，上学越累的孩子，她的月经就越容易失调。为什么学习累了以后月经就失调了？因为肾气发育还没有健全，肾主髓、主脑，主生育，生育就包括这个经水的问题了。她老是动用大脑，气血都往上边走，下面就不足了，西医说的是脑垂体功能失调，咱们中医讲脑是"诸阳之会"，那地方用得过多了，它自然就失调，身体也跟着失调，治疗的时候要考虑肾脏。还包括"青春期功能性子宫出血"的问题，谈起来就多了。

总之，初潮期是女性一生当中最重要的环节之一，就像怀孕、分娩和绝经一样，都是一个体质转折的路标，大家在怀孕、生子时很重视保胎、坐月子，但对初潮和绝经这两个时期重视不够，尤其是初潮，只知道说打这以后，女孩长成女人了，对她身体的根本性转变没有太多关注。

初潮是女人生殖阶段的开端，身体还没完全适应，比较脆弱，初潮后两年，是长高的关键时期，两年以后就很少再长了，做母亲的要及时教孩子一些保护身体的方法，准备一些补养的食物。最基本的，在行经期要多休息，不要过度运动，别举重物。中学里给女学生设置了"例假"，不少孩子觉得不好意思，硬撑着上体育课，母亲要帮孩子打消顾虑。还要注意从里到外的保暖，不要喝冷水，不要吃冷食，更不要游泳，特别要注意脚底保暖，"寒从足下起"，穿好鞋袜，不要受寒着凉。经期里，学习不要太紧张。

初潮一年以后，如果月经还没有规律起来，就要找中医师进行调理了，最好不要单纯用西药，西药调经、调排卵以雌激素和孕激素为主，对于身体的成熟独立没有太大帮助。

在民间，主要是南方吧，还保留了不少食疗的小方法，用于孩子初潮后的调理。

▶ **蛋汤**

食材：水 1 杯（约 280 毫升）、红糖 1 汤匙（约 15 毫升）、

鸡蛋 2 只、米酒 3 汤匙

做法：在中等大小的锅里倒入一杯水和红糖，用中高火煮开。水开后打入两个鸡蛋，再煮开。加米酒，关火。趁热盛出。

注：如有冷感，或小腹不适，可加入 3 片黄姜或生姜与水同煮。

功效：加强血液循环，滋补身体，使身体保持温暖。

▶ 糯米粥（4 人份）

食材：水 6 杯、黑糯米 1 杯、干桂圆 1/2 杯、红枣 10 枚、红糖 2 汤匙、生姜（切成 1 厘米厚的薄片）适量。

做法：在大而沉的锅中加入 6 杯水、黑糯米、干桂圆和原蔗糖，用中高火煮开。把火关小，再炖两个小时，时而搅动一下。煮好的粥比较黏稠。盛到碗里，撒上姜片。

功效：糯米旺肝，桂圆行气补血，红枣养血健脾。

▶ 乌鸡四物汤

食材：乌鸡 500g，当归 10g，熟地 10g，白芍 10g，知母 10g，地骨皮 10g，食盐、料酒、葱、姜、味精适量。

做法：将乌鸡宰杀后去毛、内脏，剁去鸡爪，洗净；将药料放入鸡腹，加清水适量及佐料；先用武火烧沸，去泡沫，改文火炖至烂熟；服肉饮汤。

功效：补血调经，除烦退虚热。

▶ 参归补益汤

食材：母鸡 1000g，人参 15g，黄芪 15g，当归 15g，姜、料酒、盐、味精适量。

做法：将母鸡宰杀后去毛、内脏，洗净，切成寸块；将药物装入小纱布袋并扎口；一并置入砂锅，加适量清水；先用武火烧开，改用文火炖至烂熟。

功效：补益气血。

▷ 黄精炖猪肉

食材：黄精50g，瘦猪肉200g，葱、姜、料酒、盐、味精等适量。

做法：黄精、瘦猪肉洗净，切成寸块；将黄精、瘦猪肉、盐、料酒同放入瓦锅内，加水适量；隔水炖熟，出锅时加葱、味精适量。

功效：补益心脾。

* 青年～中年期

女孩子到了21岁以后，月经规律了，如果这段时间又提前来了，是"经水先期"，按照经量的多少，要分两种类型。

经量较多的，一般来说是血热，是实证，傅山先生的原话，这是"有余之病"，肾阴（水）肾阳（火）都很旺，说明气足血也足，这种情况如果只是持续一两个月，提前的日子在两三天里，不用治疗，这说明她身体里的经络很畅通，气血走得好，是件好事；如果持续了半年以上，就怕这火气会过于烘烤子宫的环境，影响怀孕，用清经散稍微清一下火热，经血就平静下来了。

▷ 清经散（请遵医嘱）

方药：丹皮，地骨皮，白芍（酒炒），大熟地（九蒸），青蒿，白茯苓，黄柏（盐水浸炒）。

服法：水煎服，连服二剂即可。

如果月经先期但量比较少，就那么一点，是肾火旺，而肾水（经血）不足，达不成一种平衡。这个时候，一定不能用凉药来泄火，伤了阳气反而会增添其他疾病，只要专门把肾水补足就好，水足了，火气也就被敛住了，月经自然就正常了。方用两地汤。

➤ 两地汤（请遵医嘱）

方药：大生地（酒炒），元参，白芍（酒炒），麦冬肉，地骨皮，

阿胶。

服法：水煎服，连服四剂即可。

和"经水先期"相反的是"经水后期"，这是体内有寒，产生了血瘀，阻滞了经血的及时汇合与及时泄洪。如果经水量正常，说明身体中血的"库存"还是充足的；经水量少，是气血不足了，脏腑自己都不够用，血海花了比平时更长的时间才"攒"够"一池水"，溢出来的也就没有多少。

月经来得晚，又来得少，有的女孩子就特别着急，心想我吃点儿什么能把月经催来？如果是单纯的有寒有瘀，肾气充足，可以喝点姜枣红糖茶，温经散寒；如果是不足，硬是用催经的药，强行让月经来了，反倒不好，因为这是催来的血，是从脏腑那里"抢劫"来的好血，不是"满则溢"的余血，可能会进一步破坏身体的一种自保和自我平衡，这种情况需要较长时间的中药调理和生活调养。

所以说，中药是个宝贝，但是呢，就像一杆好枪，能不能干好事，得看谁来使它，怎么使。上面这些方子，可以说是傅山先生一生研习中医所感悟到的精髓。但是呢，人的身体机能复杂，病也复杂。在这些方子的基础上，就要随体质，甚至随年龄进行一些用药的调整，和剂量的增减。这一点很重要。

03. 经期感冒、鼻血的真相

|田原笔记|

月经是子宫的汛期,大河开放。

女人的身心在月经来潮时进入了一片低谷,格外敏感,外界的一点点风吹草动都会被放大;老人那里有一些世代相传的话,告诫女儿、媳妇:月经期间不能洗头,不能碰冷水,不能吃生冷的食物,不能涉水、游泳,不能干重活,不能过夫妻生活……

但是,很少人能说清是为什么,于是,在讲求科学道理的现代,越来越多年轻人不把这些说法当回事儿了,经期虽然总有些不方便,但日子还是和平常一样过:穿得少,形象第一位;吃得刺激,否则胃口不佳;每天洗头洗澡,清爽才舒适。

老一辈传下来的这些说法有必要一一遵守吗?

|王氏女科|

这些习俗,农村保留得多,在我们这边,历来有一个说法:生孩子

要坐大月子，流产后要坐小月子。怀孕生子可以说是子宫一生中首要的大事，紧接着就是月经了，这些个规矩看着挺多的，其实背后有着一个大医理，明代有一本专门讲妇人病的书，叫《济阴纲目》，里边开篇有这么一句话："若遇经行，最宜谨慎，否则与产后症相类。"

月经期没休息好，落下的病就相当于产后病了。

最常见、最没人重视的就是感冒。经期得感冒得相当注意了，什么毛病都能引起来，鼻炎、鼻窦炎，甚至能引起肿瘤。中医内科学的第一篇就写的是感冒，风热感冒、风寒感冒、虚证感冒。问题是很多大夫不关心感冒，都研究大病、怪病去了，这是本末倒置的事。小感冒，没治好就是大病根啊！

犯感冒有两个原因：风、气。

"风气"这两个字非常重要，"气"本义是"气候"。节气、候，是古人根据自然界的景象变化来对一年时间作的划分：五日谓之候，三候谓之气，六气谓之时，四时谓之岁。我们常说的一年四季，就是古人说的一岁四时，四季的变化，他们细分到五天有一个小变化，在景物上可以看到特征性的改变，比方说二十四节气中的"惊蛰"，这个节气包括三候：桃始花，仓庚鸣，鹰化为鸠。也就是说，从惊蛰这个节气开始，第一个五天，桃树开花了，接下来的五天，黄鹂叫了，再五天，天空里老鹰不见了，斑鸠和布谷鸟出来了。当然，这在全国各地会有一些不同，二十四节气主要用于黄河中下游，但大道理是一样的，四季变化是由一轮接一轮的节气悄悄推动的。

当风、气运行得不平稳，人就生病了，这个认识起源于中医经典《黄帝内经》，书里谈到百病的时候，说"风者，百病之始也"，又说"百病生于气也"，其实这里说的"风"和"气"是同一个性质的东西，都是一种流动性的能量，"风"是自然界中流动的空气，"气"是人体里边周行全身的一种精气，可以理解为身体内部的风。信风和正气就像是有秩序的正规军，一个维持着春夏秋冬四季的平安过渡，一个维持着脏腑经络间气血津液的良性循环；和它们相反的是歪风邪气，这也是一种能量，但它是破坏秩序的，干扰正常"社会治安"的，身体，也是一个小社会，过于激动的各种情绪，就是异常的风气。

"人百病，首中风；骤然得，八方通"，这是医学三字经里的话，"感冒"其实就是微型的中风，谁敢小看中风啊？为什么这么强调风，因为风可以导致血脉不通，不通就会出现痰、瘀，一旦堵在要害的地方，是会要命的。而且，风一打开通道，寒气也跟着进来，子宫打个寒战开始收缩，经水，这些冲洗子宫的污血排不出来，残留在子宫里，上边一连串的输卵管、卵巢、乳房、冲脉、任脉都会被堵上。所以说感冒和女性的妇科病有很大关系！

经期感冒，风入血室，潜伏下来，以后一来月经就感冒，月经完了感冒自己就好了，慢慢地形成了周期性感冒。这个毛病不少见，有很多女孩子可能也习惯了，她就不太在乎。其实这会造成一个后遗症：鼻炎，甚至鼻窦炎。尤其35岁到45岁之间的女性特别常见，其实这个病很早就埋伏下来了。

对于这种一到经期就犯的感冒，我们家把"百病生于风"这个老说法给进一步明确了，是"百病生于风热"，因为风带着各种邪气进来以后，就要煽风点火，生出内热；情绪起伏，生气引起的"发火"，一样会郁出闷火。这种内热，往往不是明着烧，而是暗暗地消耗，一边还和外边的风吹草动打照应，可以说是个卧底。

有些女娃娃，一到经期就流鼻血，俗称倒经。其实也是经期感冒的一种变形，这些孩子身体底子偏热，受了风以后容易化热，热入血室以后，每到经期，就鼓动着气血，沿冲任两脉往上窜，一来经水往下走得不顺畅，二来肝血少了敛不住火气，这火有可能是饮食上太丰盛或风热导致的实火，也有可能是情绪上郁闷留下的闷火。妄行的这个经血到了鼻子这个终点处，血就被火气逼出来了。

现代医学说这是子宫内膜异位的一种表现，鼻子中一个叫鼻中隔的地方，毛细血管非常丰富，并且对雌激素敏感。月经期间，女性体内雌激素含量增加，如果因为情绪或别的原因导致月经不能正常下行，这块儿的毛细血管就感受到雌激素刺激，发生增生破裂，就出鼻血了，鼻黏膜有炎症是出现倒经的一个前提。其实中西医这两种说法是相通的。

有一个女娃娃，独女，老俩口自己舍不得吃，也一定要让孩子吃得好，所以孩子从小就很胖。初潮后，女娃娃的月经两月一来，挺有规律，但就是经常流鼻血。洗脸、看电视、吃东西的时候，鼻血就出来了，去医院检查说是白细胞偏高，有炎症，但没有找到出血的原因，也治不了。反正鼻血流得也不多，就没去管它。到十二三岁，女娃娃有半年没来月经，到医院打了黄体酮，月经才来，还是两个月一次，很有规律。但是呢，过了两年，这孩子变得更胖了，体重近190斤，出现了闭经，在洗脸时，鼻子又出血了，血流不止，还从口中涌出，耳膜也胀得不得了。到医院化验检查，还是说白细胞过高，有炎症。后来家里人带她去找了一位中医看，说是肺热使经血倒流，开了几副汤药，喝了以后，女娃娃的月经每个月都来，也很少流鼻血了。

在中医里面，这种病除了因为吃多了辛辣、高营养的食物而导致血热之外，根本原因还得从情志上去找，这就是我们刚才说的"内风"。一般来说，出现倒经的人，性情比较急躁，爱生闷气，脾气很犟，经常因为一些小事生闷气。这样一来，不仅肝火不得发泄，心火也要亢盛。到了月经来潮的时候，本来脏腑瘀血要汇流下来，但她身体里一派"热火朝天"，瘀血就不往下去了，直接往上冲。有些严重的，不只是鼻子出血，还要吐血，让人惊慌害怕。其实治起来很简单，一边从肺经入手清除外感留下的风火，一边平顺内里的肝气就好。

这个女娃娃原来脾气挺急，现在平和多了，也很开朗，她说后来喜欢读佛经，很多困惑都找到了答案，感觉心境也不一样了。我说你这样好啊，《黄帝内经》讲：恬淡虚无，真气从之。有了这样平和的性情，以后还会更健康，当初那些个毛病肯定不会再犯了。

话说回来，老一辈那些说法是很管用的，目的就是让你避风避寒，别刺激子宫，阻断了经水的顺利排出。很多女孩子在经期得感冒时没有重视，血室里头的这些风火结成内垢，始终留有血块；上边则发展成肺炎，经常头疼，不能睡觉，还老用口呼气，万万没有想到是经期着凉落下的病根。这种内垢，还会加大患乳癌和子宫癌的风险。

04. 少女的真假月经

| 田原笔记 |

有位妈妈给我打来电话说：我女儿的月经从来的那天起就没规律过，有的时候一个月两次，有的时候两个月才一次。量也是有时候多，有时候少，这个月已经13天了，量还很大。她是初三的学生，平时也挺开朗的，起居饮食都挺正常。是因为学习压力大的原因吗？有没有什么药物能使月经规律起来？听说妇女用的口服避孕药可以调节内分泌，我女儿能用吗？多少量合适她用呢？

| 王氏女科 |

我们肯定不赞成给这么小的女娃娃吃避孕药来调经。

现代医学认为月经是否正常，是受大脑垂体分泌的促性腺激素影响，治疗办法就是调整内分泌，补充安宫黄体酮，注射促性腺激素……其实也是一种平衡手段，但是激素疗法通常有一定的副作用，对青少年的发育要产生一些影响，并且也很难从根本上解决问题。

而中医对这种因为压力或情绪紧张引起的月经不调，有另外一种理解。大脑被称作 "诸阳之汇"，意思就是说人身上最重要的十二条经脉与几十个穴位的气血都要在这里集合，这里是"总司令部"。所以当人用脑过度的时候，这个"总司令部"就要吹响"集结号"，调动身体的气血上来供应脑部的消耗，这是一种非常的应急措施。尤其是现在面临中考、高考的女娃娃们，需要充足的血液，来完成月经，同时，学习上，又需要给大脑提供足够的气血和养分……这个阶段，"气血"就有点儿忙不过来。

所以要治这个女孩子的病，还得具体看她月经不调的主要原因是什么，如果只是单纯的不调，依我们的经验来说，吃上几副中药调整一下，很快就能恢复过来。为什么好多女孩子学习累了，压力大一点了，她这个月经就失调了，等压力期一过去，就又正常了？很显然，气血不够用是一个重要因素。

值得注意的是，女娃娃的月经失调，特别是在初潮两年后出现的失调，它不是真正的"经血"，是"青春期功能性子宫出血"，表现有两种：一种是提前来，不到日子就来了，完了以后，不到十几天又来一次；还有一种病人是什么呢，就是月经推后的，两三个月来一次，来一次完不了，止不住，这在中医里来说是崩漏。

这其实是"假月经"，它跟排卵，跟生理周期没有必然关系，没排卵也会出血，经水排完后也可能继续出血，这些血水打哪儿来？是子宫内膜不规则增生、子宫收缩功能不良引起的。追根究底，这个病的根子在肝肾上，一个肝一个肾，肝肾功能不平衡。年轻人还有一个特点，肠胃不会差到哪里去，以实为主，不能全按虚证治了。

肝肾为什么不平衡呢？主要就是情绪变化大，心事多了。青春期的女孩子身体处于一个高速的成长期，肾气在推动其他脏腑成长、扩容，孩子的饭量一下子长了，个头儿也窜上来了，在这个时候，男娃娃表现得要比女娃娃轻松，女娃娃心事多啊，她开始关心自己的穿着打扮了，在意别人的看法了，对自己和异性的关系变得很敏感，同时，学习上还很较真，在初中转高中这段时期又面临一个大考，得和那些个后来居上的男娃娃们竞争重点学校、重点班，压力很大，心里每天要捣鼓很多事儿，情绪波动就大，搞得现在像林黛玉那样的女娃娃不少。

肝气是主管情绪的，它要通畅才好，如果老在心里打结，气机受阻，它就配合不了肾气这种快速生长的需要，经期的日子就准不了。

除了情绪，再就是饮食的问题，在现在来说，饮食的问题比情绪的问题更普遍。现在都是独生子女，家里平常娇生惯养，爱吃的吃，不爱吃的不吃。挑食，老是喜欢吃冷的，吃甜的。青春期功血，实证里边包着"寒"。

其实女人这个病吧，不管虚实，都包括着一个"寒"字。有的女娃娃，她好几天都不来月经，越吃甜的，越吃冷的就来了。这种情况，不能武断地认为她就是热或者是虚，简单地用凉药。甜的碍胃，胃口被腻住了，消化不干净，多余的东西就生出痰湿来，如果又吃冷的，这脾胃里边是又湿又冷啊，本来青春期的阳气正要蓬勃生长的，刚抽芽就遇上倒春寒。你看现在的女娃娃，衣服穿得那么少，夏天是低腰裤，露肚脐，冬天穿单裤，棉毛裤很少有穿的，加上喝冷饮，积的寒就大了，子宫的发育得不到稳定的阳气支持，成熟不起来，节律就失调，脾不能顺利生血，经量也就忽大忽小。

中医认为月经提前一般代表热证，推后的一般就是寒证，但是，这是中医治病的一个大前提，再往细了说，通过诊脉，还会发现寒中郁热，热象之下有虚寒……青春期的女娃娃，生命状态跟成年人不一样，像九十点钟的太阳，她那个生机根本上是要往上走的，往"如日中天"

那个顶点走的，在临床辨证的时候，这里面就有很多奥妙，需要医生十几年，甚至几十年累积的经验来调理。

比方说，一个十七八岁的小姑娘，月经不走，到我们这儿，一个是先看她的面相，煞白的，气血有亏啊；再看她的性格，从面相上就能看出来，这个小女娃娃脾气不好。再一个就是情绪，一说话就能带出来。问她两句她就哭了，这就属于内向型的女娃娃，还要照顾到疏肝。有的挺痛快就说了，明显是外向型的。

在治疗和用药的过程中，这些细微的因素都要考虑进去。关键是掌握"虚实"这两个字，同样是寒，虚里头的寒，比实里头的寒厉害，它会交织一些气虚、血瘀、痰湿的问题。"虚实"这两个字太重要了，治反了，她的"功血"就更刹不住了。该通的时候必须通，该补的时候必须补，该止的时候必须止，这里头相当奥妙了。我们看了40多年的病，也不敢说到了一个什么高度了。

总的来说，不管是单纯的月经不调，还是西医诊断说的"青春期功血"，在中医里来说都是要调节子宫的功能，确保它气血充足、顺利发育，收放自如。现在大部分女娃娃月经不好，是实证，有寒，及时地祛祛寒，让身体温热起来，气血流通好，就是一个很好的自我治疗了，这个温热藏在衣食住行很多细节里。就因为饮食和生活习惯不好，这些在过去结了婚的女人才得的出血病，现在女娃娃也有了。

平时可以适当地吃一些中成药来调理。刚进入青春期的女娃娃，平时吃点补中益气丸或归脾丸。来月经以后完不了、止不住，就喝点益母草颗粒冲剂。

05. 痛经的女大学生

一个女孩发来一封邮件，询问关于痛经的问题。

她18岁从广西到北京求学，按着南方老家的生活习惯度过了大学四年：冬天为了感觉利索，上身一件底衫套大衣，下边一条单裤；夏天觉得闷热，便每天吃一根冰棍消暑；爱洗澡，无论冬夏，每天洗澡，隔天洗头；觉得南北生活差异大，思乡情重。

临近毕业，她发现自己患上了痛经，每逢那几天，就被疼痛折磨得面色白，冷汗遍身。因为身处中医院校，懂些医理，她试过专治血瘀痛经的血府逐瘀丸，也尝试用艾条灸小腹等。这些方法一开始都能缓解疼痛，三四个月后就都失效了。痛经越来越厉害，她发现经血的颜色从正常的鲜红变成黑褐，再到淡红，日子也一再后推，好像血枯竭了一样，生命力越来越弱，而且，小腹好像已经没力气大痛了，变成全身难受，上吐下泻。不知不觉间，鼻炎升级成了鼻窦炎，拉肚子成了家常便饭。

现在，她每天都忧心忡忡的，每临近经期，既期待它按时来，又发惶那种疼痛，像要接受一场大刑。

她的情况，是很典型的从实到虚、虚实交杂的演变过程。

先是外受大寒。广西那边，特别是南边，属于"常夏无冬"的气候，最冷的时候气温也在7℃、8℃以上，没有真正意义上的冬天，在这样的环境下长大，这个女娃娃没有"避寒"的意识。夏天南方湿热，出汗多、汗黏，就要每天洗澡，他们不叫洗澡，叫"冲凉"。这些生活方式和北方可以说是刚好相反的。北方风大、干燥，不需要频繁洗澡，毛孔为了避风、避寒，自己关闭上了，一洗澡，热气一腾，毛孔打开了，凉气就有了可乘之机，天天洗澡，就是天天受凉。

再是内积大寒。一天一根冰棍，又是冷的又是甜的，最伤脾胃。在北方过夏天，和南方可不一样，外头热，屋里是凉的，地下水气寒着呢，可以说，那地气是长年冰凉的，所以，一进屋，一到树荫下，温度马上就低下来了。在北京不需要"消暑"，只需要"避暑"。古人造词是非常精当的，南方天热地热，暑气带湿，要发出去才好，所以讲"消"，北方的暑往往只是外面的一个闷热，避开天气，贴近地气就足够凉快的了。

寒大了，身体就要用正气去抵抗它，一开始的表现往往在外边，流鼻涕啊、感冒啊，这些小信号不及时解决，就会成为长期的拉锯战，消耗阳气消耗得非常厉害。再吃冷东西，直接把难以消化的寒气塞到肚子里，脾胃也要反抗的，就闹肚子啊。

这么过上一两年，本来的阳气底子就给磨去了几成。气虚不是小事啊，会引发很多后续的问题。津液，可以理解为西医所说的内分泌液、组织液等，它和血液的流畅靠的是充足的气的推动，就像蒸汽式火车需要动力才能在铁轨上行驶一样，阳气就是动力，气血运行的通道——经脉和络脉就是铁轨。动力不足了，津液和血液都走不动了，"津聚成痰，血滞成瘀"，痰和瘀，一个在血脉外边堵上，一个在血脉里边堵上，不但给津液和血液的通行增加困难，还会引发"不通则痛"的疼痛问题。当她整体的阳气不足，温暖不了子宫，寒、痰、瘀交织在这块儿，就开始痛经了。

这个女娃娃一开始用"血府逐瘀丸"和"艾灸"，都能管事，因为直接祛瘀、祛寒了，这个"不通"被打通了，痛经就会好一些。为什么后来这些个办法不管用了呢？因为这些活血化瘀、温经散寒的法子有一个前提条件：气血相对充足。如果那经脉里头的瘀血、气血都被排得差不多了，又没有及时补充进来，这些个丸啊、散啊的力量朝谁使劲呢？有将无兵啊，还得益阳气、养阴血，她的经水颜色已经说明了这个问题：从深到浅，没血色啊。

这个时候小肚子的痛经变成全身难受了，她说的"上吐下泻"，其实是"气机厥逆"，中气大亏，身体承受不了"五脏六腑注血到血海"这个大动作，顾不过来了，这个中气的运转就脱钩了，上边的往上跑，下边的往下跑。那个全身难受劲儿，更是因为血海空虚，甚至连肾水这个天一真水都出现干涸了，要从四肢百骸来"抓血"，肯定难受啊。

再一个，看她说的这些情况，可以感觉到她是一个心事重、有些固执的孩子，这也会加重气血的消耗，长期伴随气郁、血瘀，精神上全靠一口肝气顶着，维持经期，跟脾土抢血。如果不及时疏肝解郁、补气养血，她的情况还会进一步严重：经水推迟，经色更浅，经量更少。我们前面说月经是女人的生命之河，这河就处在干涸的边缘了。

这样的女孩子要有医生的帮助，慢慢调理能好起来。

老话说：一方水土养一方人。这话有大道理在，南方人到北方，北方人到南方，都应该主动去适应水土的变迁，调整生活习惯，入乡随俗。从地理位置上来说，东方主"生"，南方主"长"，中间主

"化"，西方主"收"，北方主"藏"，这就是一个地方的主气，在南方习惯了"长"，生长得很旺盛，向外张扬，到了北方就要自己敛一敛，把气血藏养好。我们山西最出名的是什么？"老陈醋"，这是有道理的，醋的味道是酸的，性子是往里收的，最好的陈醋出现在山西，不是偶然，是必然，这里的作物、气候都带有这个调调，才能在山西长得旺盛，用它们来酿造的陈醋，自然带有很强的这种"酸收"的性情。

反过来说，北方人到南方去，会感觉到潮湿、闷热，好像蒸桑拿的感觉，这就是因为你的身体适应了北方干燥的空气和四季分明的气候，它自动加温加湿的能力不错，但是排湿、利湿的能力就不够用了，可以适当地吃些藿香正气水，祛暑湿。同时呢，多留意一下当地人的主要食品，肯定是有这方面功能的，跟着多吃一点，换换肠胃的性情。

06. 痛经是子宫的求救信号

│田原笔记│

大多数女人都有过痛经的经历，有的人轻，有的人重，都知道这是个特殊时期，有点不适也很正常。大多数做母亲的会告诉女儿："忍一忍就好了，不是什么病。"闺密之间也都这么互相安慰。于是，对于痛经，很多女人就不当大事地"忍"了。

究竟如何看待这个"小痛小疾"呢？我觉得中里巴人的一个看待身体和疾病的观点值得深思："对待自己的身体就要像对待自己的孩子一样，应该关心它、帮助它、引导它、锻炼它，不要漠视它、压抑它、强制它、仇视它。如果孩子犯了错误，我们更要去倾听他的诉说，而不要一棒打死，或者交给警察、送进监狱。当然也不可放任自流。身体是自己的，犹如孩子是自己的一样，疾病就是孩子的恶作剧，是孩子野性的一种宣泄，它是一种巨大的能量，可以转化为成长的动力。但我们往往敌视和恐惧这种能量，不惜耗费更多的能量来清除它。这无异是一种疯狂的自相残杀。"

痛经，这个让人头疼的"孩子"，她在宣泄什么呢？

| 王氏女科 |

　　如果说月经病是子宫的一个求救信号，那么痛经无疑就是一个警铃，即使一开始还不严重，忍着拖着也会拖出病来。在临床上来看，很多因为不孕、子宫内膜增生、子宫内膜异位、宫颈和盆腔炎症来我们这儿看病的人，在发病前很长一段时间里，早就出现了月经不正常的问题，或者是日子不准，或者是痛经。其实她的白带也不会一点儿毛病没有，只是没有月经这么明显，这么容易发现。

　　痛经的直接原因，一个是不通，一个是不荣。中医的原话是：不通则痛，不荣则痛。健康的身体不会无缘无故出现疼痛，有痛，说明有"不通"，或者"不荣"。

　　不通，就是气血"堵"了，肯定是有瘀，特别是在月经来之前几天就开始小肚子疼的人，瘀象就很明确了。再一个，经血里头夹有紫暗的血块，可能是因为寒凝，也可能是肝郁化火，火煎气血成了血块，要看看她平时的感觉。总之，瘀血是必须要化掉的，留在里边，每次经期都会生疼，而且会造成子宫的继发疾病。造成瘀的原因，也就是身体的大环境，更是要及时全面扭转。

　　2009年4月，我看过一个北京来的女同志，印象很深，她经人介绍来找的我，37岁，老北京人，结婚七年，一直要不上孩子，中间有过两次异位妊娠，受精卵没有顺利进入子宫着床，在输卵管里扎了根，医生采取了切除输卵管的办法来中止妊娠，两次异位妊娠，双侧输卵管都已经被切掉了。她和她丈夫赶到这儿来时，很辛苦啊，在心理上，体力上都已经精疲力竭了，很不容易！病人的丈夫特别激动，说："为了要一个孩子，我们等了整整七年时间啊！看过无数医生，至今仍然没有结果，只要我能有一个孩子，让我干什么都行！我们现在已经做过一次试管婴儿，但是由于卵子的原因，没有成功。"

56

我们第一个问她的问题就是：你这几年月经什么情况？

果不其然，她说：经常痛经。

我接着问她白带。

她说：平时白带量比较多，有时候像水一样流下来。

从痛经和水样白带这两个症状上，我就大概把握住她的问题了，虚寒不孕啊！卵子生活在什么样的环境里啊？这环境不改变，卵子能活下来吗？她丈夫说试管婴儿不成功是"由于卵子的原因"，未必，这种情况下，我就先不考虑她卵子的问题，先把痛经和水样白带这两个很要命的问题解决掉，否则，卵子怎么有正常的环境？

我就再问她平时喜欢吃什么？这个女孩子说她以前是搞体育的，运动出大汗以后，经常吃凉的，久而久之，吃凉的就成了习惯。这就是对虚寒体质的雪上加霜啊，单纯寒，单纯虚，应该还不至于严重痛经、不孕，她的体内肯定还有血瘀的问题，看了舌象，舌色淡白，舌苔水滑，再搭脉，沉迟无力，一派寒凉之象，少腹有寒凝血瘀实证。这时候，你不由得再一次感到中医理论的伟大啊，因为宫外孕的辨证主要就是少腹血瘀之实证。这样的身体条件，其实早已通过痛经来提醒她了，没有引起注意，最后发展成两次异位妊娠。

《女科正宗》说：男精壮而女经调，有子之道也！

现在就要看月经这个关键指标了，我从整体来调理她的身体，健脾祛湿，逐瘀生新，温阳止痛。最终目的就是培养和提高子宫的阳气，这样卵子就正常了，子宫也就有了孕育胎儿的条件！

两个月以后，北京来电，病人试管婴儿成功，并且是双胞胎！这个保胎的过程可以说是任重而道远，时好时坏，还有妊娠剧吐，当时压力也非常大，一对结婚七年的夫妇，为了要孩子，可以说历尽千辛万苦，在我们这里调治后，终于成功孕育，如果保胎不利，孩子流产，我们的功德不圆满啊！在这八个月期间，有两个月的时间，她基本上什么都不吃，全靠中药来维持。连医院的主管医生都说，这样能行吗？在这种情况下，一直坚持到38周，她剖宫产顺利产下一男一女，男孩4.9斤，女孩5.6斤。她丈夫高兴极了，经常在梦中笑醒！

一个家庭，一对夫妇，孩子已经成为维系一个家庭的重要纽带，病人的丈夫说再没有孩子，这个家庭就面临解体了，所以说顺利完成这项"工程"，是非常"美妙"的一件事情。且不说病人的那种喜悦之情难以言表，我们也替他们高兴！

这个病例，是阳气虚、湿寒盛导致的痛经。

还有一种痛经，是不荣。"荣"是什么样子呢？是一种很滋润、很光鲜、很有精神的样子。家里种过花的人知道，土里缺肥了，叶子就会发枯发暗，上边那层"绿油"没有了，这就是"不荣"。人也一样，只不过人的这个"绿油"是气血的"蒸汽"，气血不充足、热量不够，面色就会"无华"，没有光彩。身体里面也很困难，血海攒不够血，用来灌溉子宫的经水稀稀拉拉的，子宫的土壤缺乏营养，不够滋润。为了勉强达到一个基本的"营养"水平，它要从脏腑、经络里讨来一些血，全身上下一到经期，就降低功率运行，女孩子这时候就会觉得身子不得劲，怕冷，关节酸痛。大原则是要补益气血，兼顾温宫散寒。

不通和不荣很容易分出来，不通的痛是"硬痛"，不荣的痛是"软痛"。硬痛的痛感来得更重，位置明确，不想被按揉；软痛是隐隐的痛，绵绵不断，散在整个小肚子里，揉一揉就会舒服一些。很多时候，不通和不荣同时存在，就看哪个为主了。上一节说的那个从南方到北方的女娃娃，她的痛经原因就是从不通，拖成了不荣。

《傅青主女科》中，对于经期的疼痛，很强调一个时间因素，在来月经之前好几天就开始疼，往往是硬痛，说明有肝郁血瘀，主方用宣郁通经汤。月经来完了之后开始疼的，往往是软痛。这类型的人，傅先生认为是"肾气之涸"，因为肾水不足，涵养不了肝木，肝就跟脾闹脾气，因为脾是生化血液的源头，这个时候以安抚肝脏为主，主方用调肝汤。

现代医学经过研究，发现痛经严重的人，以偏瘦的女性居多，这和过瘦时气血不足有一定关系。但要说起痛经最早的原因，往往在于性格和情绪，就是一口气不顺了，闷在心里，反复捣鼓，想不开，内心比较敏感，容易受到伤害。这是一个典型的、容易出现肝气不舒的群体。调肝，我们又要说到逍遥丸，确实适合很多人来吃，也适合很多痛经的女娃娃，尤其是"硬痛"，不通型的痛经。

女孩子的健康，就要多看月经，如果发现白带不对了，月经不对了，千万别掉以轻心。

> ### 宣郁通经汤（请遵医嘱）

方药：白芍（酒炒），当归（酒洗），丹皮，山栀子（炒），白芥子（炒研），柴胡，香附（酒炒），川郁金（醋炒），黄芩（酒炒），生甘草。

服法：水煎。连服四剂。

> ### 调肝汤（请遵医嘱）

方药：山药（炒），阿胶（白面炒），当归（酒洗），白芍（酒炒），山萸肉（蒸熟），巴戟天（盐水浸），甘草。

服法：水煎服。连服三剂。

07. 找回消失的月经

|田原笔记|

东北小城的一个朋友，家有小女儿，个头高挑，脸蛋圆润，总飘着两朵红云，人人都说桃颜粉腮。小姑娘考学来了北京，家里很高兴，孩子将在首都的高等学府开始新生活了。

半年后，当妈的看到女儿，吓一跳：孩子瘦了一大圈，像个被掏空的人偶，脸唇没有一丝血色。问是怎么回事？说这样才美，开学后，宿舍六姐妹一起写下了瘦身计划，贴在床头：这个月无论如何要减到100斤，がんばれ（加油）。短短三个月内，小姑娘从125斤减到了100斤，能穿漂亮衣服了，清瘦的气质也出来了，和时尚接轨了。

原来，社会的时尚观已经深入这些高校，"瘦"风尚戴上"真理"的面具，指引一校园的女孩子热火朝天地瘦身，小女儿在这里付出了身体的代价：月经没有了。

经过半年的中药调养，月经才重新出现。在之后的几年，姑娘的脸色和白纸一样，嘴唇也没有血色，她自己不觉得有什么异常，一切很好，在城里，大家都是这样的，以前村姑一样红扑扑的脸蛋，多么土气。

可是，她的母亲很担心，女儿的气血很难再补回来，女人一生的大事即将到来，女儿的身体，却一点准备也没有。

| 王氏女科 |

减肥减到闭经，元气大伤啊！按西医的分类，这是营养不良导致的继发性闭经。

大学女孩的妇科问题，这些年越来越多，我们当地也有很多孩子到外地上学，回家过节了，母亲领来看病，大多是月经不调的问题，痛经，或前后错期，还有闭经。

都是在家里好好的孩子，念高中也是在学校住宿，高考学习压力大，有的孩子会有些轻微的月经不调，日子不太规律，或者个别的有青春期功能性子宫出血，但从大面儿上来说，月经病没有这么杂。

上大学的孩子，生活不规律啊，这是最大的问题。爸妈不在身边了，吃饭不好好吃，想吃就吃，不想吃就不吃。吃的什么呢？父母都不知道啊，食堂的正餐之外，孩子吃了多少路边摊的东西：烤串、烤肠、麻辣烫和油炸的各种小食品。睡觉也乱套，现在的大学对学生生活方面的管理比较松，也是社会发展的一个趋势吧，开放性提高了，24小时供电，不统一熄灯了，孩子们熬夜熬得厉害，夜里饿了又有出去找摊子吃宵夜的。

我们家几个儿子都上的中医药大学，大氛围还好一些，什么行为是养生的，基本上还都是知道的，但就这样，在学生里头，这些作息不规律的现象还是不少，我儿子说，基本上每个宿舍都有一两个这样的孩子，自己不好好休息，还会影响到其他人的休息。这还是学医的地方啊，那些非医学院校的孩子，对饮食不节、作息不规律的伤害认识很少，一个人想怎么来就怎么来，随大流也没随上好的大流，父母怎么放心得下呢？特别是农村娃娃，好不容易考上大学，进了城里生活，长见识了，也不知不觉地丢了父母教给的一些纯朴自然的生活方式，像这个东北小姑娘一样觉得红脸蛋很土气的，不在少数。

这就是城市里一些不好的潮流，不符合生命智慧和生命规律的生活方式，渗进了大学里，孩子们为了融入这种时尚，跟上大潮，很积极地改造自己。她们当中，很多人意识不到，这种所谓的骨感美，是病态的，一身病气，哪还有精气神好好念书呢？

人生有很多转折点，大学的学习生活是一个关键的升级阶段，但就现在的情况来看，可以说，它的光鲜朝气之下有不少糟粕。这些弯路，其实是考验每一个人的，有的人知道它的后果，但为了眼前的一些靓丽，她无所谓，但更多的人是不知道的，这些女娃娃跟着学，根本不知道自己将要付出多大的代价。

减肥减到闭经的孩子，就是因为脏腑的养分太少了，化生不出足够的气血来，身体自动调整了能量的分配：保小命要紧，子宫那块儿的生殖需要，先停了。一个月下来，冲脉这个血海根本攒不到多少血，肾中的天一真水正全力支撑脾胃，也不敢擅自发令说"下月水"。三个月不来月经，就算是闭经了，必须停止减肥，并且要吃药治疗了，不然，不仅仅是子宫这边的周期发育被迫停止，脾胃被饿坏了，中气大伤，肾气被调用过多，元气大伤，再补就很难补了！为什么那么多人得慢性的胃病长年好不了？脾胃一天三餐都要消化东西，工作停不下来，又要用药物帮它调休，不容易。到那时候，这个后天的气血生化之源萎缩了，经水就真成了无源之水。

还有的女娃娃是因为学习、感情的问题，有一过性的、一两个月的月经不调问题，原因是肝气不舒，及时吃一点加味逍遥散，注意放松和休息，慢慢就好起来了。有些临毕业的孩子，一边熬夜赶论文，一边到处奔波找工作，接受一轮又一轮的面试，太紧张了，也会出现闭经。出现了闭经，开始会有些担心，但论文和实习停不下来，那就先不管它，先拖着。我说啊，年轻女娃娃，别老以为自己身体底子好，这么撑，以后是会出大问题的，生儿育女都要受影响。加味逍遥散备着，月经日子不准了就开始吃上，再吃点十全大补丸也可以。

闭经这个问题，除了卵泡发育不良的情况难调理一点，其他是可以通过一段时间的中药调理来逆转的。但是，西医一般都用激素来治疗，用上这些化学合成的激素以后，身体分泌激素的秩序会被进一步压制。虽然这个月来月经了，其实好不好呢？不见得，她肝肾不足、肝气不舒的根本问题没有解决啊，你不给她好好疏通，好好补养，反而着急把月经催来，她血海会更亏空，以后要生孩子了，会遇到怀孕难、保胎难和奶水少等一系列问题。作为一个医生，病人不懂，难道我们也不懂吗？必须为病人以后的生活和生命多考虑一点。

总的来说，除了多囊卵巢综合征的病人，一般的闭经我不建议西药介入治疗。

08. 护经箴言 11 条

惊恐，劳役、恚怒、风冷，则气血错乱，经脉不行，多致肢体酸痛，头目眩晕，咳呕不宁，淋沥无已，渐成劳瘵，不治者有矣。

——《女科指掌》

外因经病：天地温和经水安，寒凝热沸风荡然，邪入胞中任冲损，妇人经病本同参。内因经病：妇人从人不专主，病多忧惢郁伤情，血之行止与顺逆，皆由一气率而行。

——《医宗金鉴·妇科心法》

经血为水谷之精气，和调于五脏，洒陈于六腑，乃能入于脉也。凡其源源而来，生化于脾，总统于心，藏受于肝，宣布于肺，施泄于肾，以灌溉一身。在男子则化而为精，妇人则上为乳汁，下归血海而为经脉。但使精气无损，情志调和，饮食得宜，则阳生阴长，而百脉充实，又何不调之有？苟不知慎，则七情之伤为甚，而劳倦次之。又或为欲不谨，强弱相凌，以致冲任不守者，亦复不少。此外则外感、内伤，或医药误谬，但伤营气，无不有以致之。凡人有衰弱多病，不耐寒暑，不胜劳役，虽先天禀弱者常有之，然以气血方长，而纵情亏损，或精血未满，而早为斫丧，致伤生化之源，则终身受害，此未病之先，所当深察而调之者也。若欲调其既病，则惟虚实阴阳四者为要。

——《妇人规》

｜田原笔记｜

生来女儿身，我们经历的人生，便将包括月经、怀胎、生子等过程。轮回的生育使命，会让我们一次次直面蜕变的痛楚和新生的欢喜。这样平凡而浓重的人生，同时需要耐力和爆发力，对身体的悉心照料，必不可少。

在特殊的开放期——经期，要做好防寒保暖工作：

（1）尽量不要洗头发。如果必须要洗，尽量选择在有阳光的中午或午后洗，洗完头及时用热风吹干，或用干毛巾反复擦干水分。吹头发时特别要注意吹后脖颈，这儿有几个容易受风寒的穴位：风池、风府，寒气和水湿会从这里进入体内。

（2）少洗澡，尤其不要盆浴，可以用生姜煮水擦身，既祛风寒又保持清爽。每日温清水洗外阴。

（3）杜绝性生活。子宫处于开放期，性生活会刺激子宫，加重充血，精液的进入，会阻塞子宫壁的血络，干扰经水的排出。

（4）准备一个暖水袋，经期时暖腹、暖腰。

（5）不吃生冷的水果、冰冻食物。温性水果可以适当吃一点，如橙子、橘子和桂圆等。忌喝冷饮，多喝温热饮料，桂圆姜枣茶、姜汁红糖水都有助于经水的畅通。

（6）避免过度劳累。在体力方面，不要做大运动，每天伸展一下筋骨就足够了；脑力劳动也要适当控制，思虑耗心血，伤脾气，会加重身体的负担。

（7）在饮食的选择上，清淡为主，荤素搭配，保证每天一个鸡蛋，适量瘦肉。避免过甜、辛辣的食物。甜食滋腻，不容易消化，辛辣会耗气动血。

（8）注意穿衣保暖，尤其注意后脖子和腰部的保护，小心受风着凉。少吹冷气，在空调房里多披一件衣服。谨防"寒从足下起"，穿上包脚趾头、包足跟的鞋子，准备一对护踝，经期要把脚踝上下护好，这附近有一个重要的穴位：三阴交。

（9）坚持每天临睡前热水泡脚，这个方法不仅适用于经期，平时用还有助睡眠。

（10）睡足觉，保持心中晴朗。月经期时总有些轻微的不适，情绪会受到影响，教自己欢喜迎接这个"浴血重生"的时期，平静感受一些与平时不同的身体变化，不要轻易生气，发脾气会扰乱经期，也很伤肝脏。

（11）家中常备逍遥丸或加味逍遥丸。有疏肝解郁、调经作用，能缓解早期的乳腺增生。

经期后的一周，身体刚刚清理干净，很轻快，新一轮的生长又开始了，这时可以给身体进一点食补，如黄精瘦肉汤、乌骨鸡汤、阿胶煮鸡蛋水、桑寄生红糖鸡蛋汤、黄酒炒蛋、红糖红豆粥等。

在平常的日子，也不能疏忽大意，以上这些经期小贴士，如果能在每一天里养成习惯，会受益匪浅。另外，有几点尤其要提醒年轻女孩：想减肥的话，选择一套操或几个运动坚持做，别用减肥药或者节食，这些减肥方法减掉的是生命力；如非必要，不使用卫生护垫。

对于自己的身体变化，最好做好观察和记录，备一个小本子，养成记录生理周期的习惯，会帮助你越来越了解自己的身体。

子宫第三乐章·**白带，陪伴女人一生的甘泉**

每个月的经水，给了子宫一次清澈的洗礼，女人在洗礼后获得了重生：眼神清亮、脸色通透、体态轻盈、神采奕奕。

这是最明媚的时光，像阳春三月一样生机盎然。

身体上个月淤积的尘土被一扫而空，胃口轻快起来，对一日三餐充满了期待。新鲜的食物给了身体新的生命元素，带来了一种生长的气势。子宫里的土地重新开始吸收养分，温热的阳光，将这里的水气蒸腾起轻烟，家园，如同炊烟袅袅的村落，安乐祥和。

春天，是播种的季节，农民在田地里迎接天赐的雨水，背晒春阳插下秧苗，欢喜地哼起了春耕的小曲。我们可以借此体会身体的变化。

卵子就是一株在卵巢这个苗床上培育出来的秧苗，幼小，娇嫩，需要及时移栽到子宫的土地上，当然，能否扎下根来，有一个前提条件：与精子结合。我们的身体，会"全身全意"为精子和卵子的结合创造条件。

生命之河（经水）此时转成了清溪（白带），潺潺流淌在子宫的内壁里，像田间的甘泉，维护着田园的清新，细细滋养着土地。输卵管末端的小手轻轻接过卵巢排出的卵子，送到输卵管壶腹部，这是卵子和精子的新房。身体的温度调高了0.6℃，融融的暖意营造出一个小温室。如果在2～3天内没有受孕，卵子就排出体外，凋谢了；如果顺利受精，受精卵便来到子宫安家落户。

整个春天，都是身体小宇宙所有成员的联袂奉献。

你了解自己的春天吗？你知道它的主旋律是什么吗？

01. 五行五色，异常白带治不同

[诊室现场]

田　原：我们之前谈到，女人要多关注自己的月经，包括日期准不准以及来时的经色和经量。那么，在两次月经之间，考察女人的健康与否又该参考哪些指标呢？

王氏女科：带下，西医叫"白带"，但在中医里，就叫"带下"。因为"白带"已经算是一种疾病的体征了，不过现在一般都称"带下"为"白带"，不特指疾病。"带"是指"带脉"，带脉是人体里边惟一的一条环形经脉，就在我们系腰带的位置，环绕身体前后一圈，前面沟通任脉，后面沟通督脉。带脉呀，可不是光摆出一个腰带样子的，它就是我们的天然腰带，足三阳经和足三阴经这些上下直行的经脉都要靠它来约束，腰身才结实。肚子不膨大，不长赘肉，内脏不下垂，少不了这条"腰带"的固摄。在女孩子来说，带脉的作用更多了两条：司带下、固护胎儿。

经水呢，反映的更多是气血的状况。而正常的带下是分配给生育系统的润滑液，它的颜色、气味和质地，能说明气血之外的很多问题，直观可以看到的是"津液"的情况，相当于组织液和内分泌液吧，还有带脉的固摄功能。

田　原：如此说来，带下也严格地按月变化？

王氏女科：带下，说得宽泛些，就是子宫、阴道里边的润滑剂，起一个濡润、清洁的作用。"女子生而即有，津津常润，本非病也"，它不像月经，有初潮和绝经，它跟着女人一辈子，只是在女娃娃时，或者老了以后，量比较少，看不太出来，但都是一直有的，量极少的话，就出现阴干症了。应该这么说，带下在女子发育成熟后、绝经前这一段时间，量的起伏比较明显，和月经一起呈周期性变化。

月经要来的前几天，经水汇集在冲脉和子宫里，带下会稍有增加，做先行清洁，然后是两次月经中间的排卵期，带下的量是最多的，像蛋清，透明，质地清稀，是卵子的营养液。观察到这样的带下，说明这几天是排卵期，怀孕的机会较大。现代医学通过测体温，如果在没有感冒发烧的情况下，体温升高 0.6℃左右，标志着卵子排出，我们古人没有这些个测体温的方法，但他们也把排卵期说得很清楚，而且和"受孕能力"直接挂钩了："胞中之水清和……乃种子之的候，无病之月信也。"这是《血证论》里头的原话。

田　原：因为古人看不到卵子和精子，所以通过它们的营养液来观察。

王氏女科：对，但对于卵子和精子的这些雌雄种子的存在，古人很早意识到了，不过他们同时强调"种"和"养"，不是说光是有受精卵这些种子就可以的，还需要考虑孕胎的内在环境，可能也与古代是农耕社会有关，他们更多地把受孕的过程比喻成"种（zhòng）子"。"种子"有几大条件："一曰择地，二曰养种，三曰乘时，四曰投虚。地则母之血也，种则父之精也，时则精血交感之会也，虚则去旧生新之初也。""孕

70

者始于神而终于形"，很有哲理。

田　原：说得真好！很感性的认识。

王氏女科：对，有很多种地、蓄养家禽的生活体验。现代医学借助了很多物理、化学的方法和技术，直观明了，但是少了"关联"，这些无形的联系是看不到的，必须通过描述，古人的描述是很生动形象的。

田　原：那么带下也属于女性身体的津液，津液的问题算是子宫的什么问题呢？

王氏女科：能大体看出子宫内膜和盆腔的健康状况，种（zhòng）子（孕胎）的这个环境好不好，是洁净干爽还是炎症弥漫。

田　原：确实，这些问题，毕竟只能间接观察。

王氏女科：其实，我们平时有很多机会可以从动物身上了解自己，比如说排卵这个事，杀过蛋鸡的人，一定很容易明白，蛋鸡的肚子里往往有一串鸡卵啊，大大小小的，缀在一块，发育好的进入蛋肠，裹上蛋壳，排出来，就是下蛋啊。人的卵巢里面，大致也是这样一个过程，只不过鸡没有那么成型的卵巢，也不在体内养胎。

田　原：有意思，以前访谈樊正伦教授时，他说："人得天地之全气，物得天地之偏气。"但终归来说，万物的气运和生命的原理如出一辙。

王氏女科：是啊，平时过日子，做饭菜什么的，在动植物的身上留心观察一下，既能辨知这些食物新不新鲜、健不健康，又能对自身有所了解，比如猪肝、猪肉、里脊、猪肚，这些器官的样子和构造，是很有启发的。

田　原：了解生命的真相，每个生命体都获得了进入生命智慧的机会，并不单单是医生，自己才是自己最好的保护神。我看杂技表演的时候，特别有感触：那些平衡的分寸就在毫厘之间，表演者对自己每一寸肌肉的控制都达到了高度的精准，这里蕴含着对自己身体的透彻了解，还摸熟了道具这些外物的脾气，像转手帕、抖空竹、转伞、头顶瓮，要知己又知物，才能舒展自在。

带下，是女人察觉生命春天到来的第一个信号。

女人在幼时，就有白带在滋润下阴，到了"女子二七"，第二个七年的末尾，即 12～14 岁，月经即将来临之前一段时间，清稀、透明、无味的白带变得明显多了起来，小姑娘们惴惴不安，生怕是病了。

随后的月经来潮，按下了青春期的确认键。在接下来的日子里，白带和经水一唱一和，交替到来，一个负责子宫的清润，一个负责子宫的清扫。

然而，白带也并不总是那么清润，在妇科炎症的感染下，它呈现出一些异常颜色，还伴随着瘙痒、异味。用上药，好一段儿又犯了，与女人的身体纠结、缠绵悱恻。而且，炎症分泌物对精子具有杀伤力，拖得久了，怀孕也成了大问题。

很多女孩子在网上问：霉菌性阴道炎能根除吗？一般的回答都是：可以治好，但容易复发。

妇科炎症，真的会一辈子如影随行吗？

妇科炎症不是个小问题，位置不同，炎症弥漫程度不同，造成的后果可大可小，输卵管炎症会引发宫外孕，宫颈炎症可能会导致不孕，如果长期不治，甚至可能恶化成癌症。这种严重的妇科炎症是长期肝经湿

72

热和情志不舒导致的，诱因往往是人流、刮宫这些外来的伤害，避开或者减少这些因素，会大大降低得大病的几率。

不过，轻度的妇科炎症是很多见的，结婚后的女孩子大多都有些炎性反应，或轻或重，和夫妻生活有一定关系。从中医的角度来说，一方面吃点中药治疗，一方面主动改善生活习惯和饮食习惯，做好一些日常的保健，妇科炎症会减轻，消失，甚至是可以不复发的。

几年前有一则报道，说是某医院的妇科，10岁以下的"超小病号"越来越多，来看阴道炎、幼女外阴白斑、阴道异物、女童性早熟、青春期功血、痛经、生殖器肿瘤等等。甚至于一个6岁的小女娃娃就被诊断为阴道炎。现代医学将病因归结于没有养成良好的卫生习惯，小孩子的衣服和大人一起洗，就传染了这个病。卫生习惯的问题，确实是众多炎症发病的原因。但从中医的角度来说，妇科炎症，主要表现为"带下病"，外界的病菌、病毒致病只是原因之一，关键问题还在于体质，我们还要依据白带的表现，分析背后的原因。这涉及"带脉以下"的整个盆腔，甚至要责之于全身脏腑。

在早期，中医看女人的问题，就只有一个病名：带下病。不是"白带"的"带"，而是"带脉"的带。一是说白带异常是因为带脉不能约束，二是说病位主要在带脉以下，相当于腰带这个位置以下——这些盆腔的问题，都属于带下病的范畴。所以，中医认为，敲带脉能够缓解甚至治疗妇科疾病，也可以理解为对卵巢和子宫等生殖器官的一种保养。

我们不用盯着细菌检测单来治疗，只要调理白带异常背后的体质，改善身体大环境，带下病自然会好转，不管它的异常处在盆腔哪个地方，无论输卵管、子宫颈，还是阴道。

白带的异常，总体来说，与两种因素有关。其一，体内湿多，傅山先生在书中开篇就说：夫带下俱是湿证；其二，任脉和带脉受到了伤害，对带脉伤害最大的，就是纵欲和饮酒。所以，在过去，没有结婚，或者没有两性关系的女娃娃、室女，很少得带下病，得病的大多是已婚的妇人。但是现在时代不一样了，由于饮食多辣、多油、煎炸加工多，导致现代人体内湿热内停，还在念书的女娃娃也出现了白带发黄或者白带过多的现象。

很多人看到白带异常、有异味，就以为这是不好的东西，是体内的垃圾，想快快除去。其实白带也是身体的一种自然调节，是排湿排毒的出口。现在医学所认为的细菌，一定是在女性体内湿热过重的情况下，才有可能滋生的。治疗这类炎症，大法上说简单也很简单：清热祛湿。大环境改善了，细菌无处生存，自然就消亡了。

这么多人的湿邪都是怎么来的？时代问题，生活方式问题。人吃五谷杂粮，就会产生湿气。脾脏功能良好，能够将这些湿气转化开去。如果因为喝冷饮、吃刺激性食物或情绪压抑等原因伤了脾胃，脾胃的工作效率就会低下，湿气就会在身体里滞留，郁而化火，不但占地方，还会暗暗消耗正常的气血津液。现代社会压力很大，都在你追我赶地发展，国家和国家之间是这样，行业和行业之间、单位和单位之间、家庭和家庭之间、人和人之间也都在较劲，搞得很紧张，紧张完了又很放纵，到处都是"橡皮胃"，一忙起来几顿不吃，胃缩得小小的，一闲下来拼命吃，胃被撑得大大的，身体怎么能好呢？

古人讲"爱人惜物"，这个讲得特别好，同样是过日子，一口煎药的砂锅，有的人家能用十几二十年，有的人家用一年就报废了，看着是十几块钱的事，实际上里边可讲究的深了。用得久，说明人家用东西很"柔"，保养得好，砂锅没有受到大旱、爆火，陶土的温度和湿度变化很和缓；用炸了，是因为没考虑它的温度和湿度的变化。温度和湿度的变化需要一个过程，加热时大火太猛烈，或者烧得滚烫的时候被浇了冷水，瞬间突破了砂锅的承受极限，就炸了。由这些个物品可以知道，忽冷忽热，使用寿命会大减，我们人的身体，也是一样的。生活也是，那种物质不是很富足，反倒和人、事物相亲相惜，过得有情有义的生活，才是真正养人的。

说起来，现在人大多喜欢"打破节制"的生活，好像有节有制有度就是约束，就是呆板，生活每一天都要不一样，很多年轻娃娃追求这个。古今比较，女人的生活改变更大，有些人说，现在的女人没有一个不得妇科病的，有一定道理。身心的开放，在一定程度上对疏解肝气有帮助，但过犹不及，太过了就会失去一种"安定"，其他脏腑会受影响，脾胃和子宫都首当其冲啊。

中医辨证讲"阴阳"，讲"五行"，"五行"延伸出来的有"五味"、"五色"，每一行对应一种属性，傅山先生将带下病按颜色分了五类：白带、青带、黄带、黑带、赤带。每个颜色有不同病因，或脾虚，或肝郁，或有湿，或有热。

* 白带

单纯的白带多，不分月初、月中，总是量多清稀。家有老人的话，老人们会说女人走白带属于寒气。寒气，就是冷的意思。气不足，会有些虚寒。特别是脾气虚，守不住水谷精华。傅山先生拟了一个完带汤，健脾益气又扶升阳气，给湿气打开了几大通道：补土掩水湿、疏肝气蒸水湿、通小便利水湿。直到今天还是妇科治白带的首席方剂。在治疗的同时，要忌生冷、甜腻的食物。

在西医看来，只要是白带异常，大多是妇科炎症，盆腔炎、附件炎、阴道炎等。我必须强调，这里边有很多是假炎症！像白色带下病，绝大多数是假炎症，千万别当炎症去消炎。

湿邪和热毒交缠产生的炎症，有青带、黄带、黑带和赤带，傅山先生把每一种类型都讲得很清楚。我们总结来讲，很多带下病，忌食荤辣辛凉，并且一段时间的禁欲非常必要。清淡的生活，能扭转体内的大环境，不然，用再多消炎药也是徒劳。

* 青带

青色白带，像绿豆汁一样，有腥臭味，外阴奇痒，霉菌性阴道炎基本上属于这一类。在中医来说，青本是肝木的颜色，所以又要从肝脏上找症结。属于肝经湿热，与思虑过度、经常熬夜、喜欢吃大鱼大肉和甜腻的食物有关。肝属木，树木喜欢水的滋润，但如果土壤长期潮湿不透气，会捂坏了树根，肝想要摆脱湿邪，就会把湿热之气通过白带倾泻出去。这时候，一方面要安抚肝木，另一方面，还要利水、利湿，给树根一个清爽的生长环境。

方用加减逍遥散。在饮食方面，清淡为主，忌口辛辣、煎炸食物，少吃肉食。有条件的话多活动手脚，通通气。

* 黄带

黄色的白带，像浓茶汁，有腥秽气，是任脉的气血畅通出了毛病。本来，任脉从口唇连到下阴，中间和带脉相通，上边的"金津玉液"（唾液）从上往下灌入任脉，清凉润泽，又通过带脉回到肾中，完成"肾水"的上下循环。如果下焦受了热邪，津液就被蒸灼为湿气，不能顺利回归为肾精，肾水不足，肾火就起来了，白带就被熬成了湿热的黄汁。必须把下边的火清掉，给任脉中的湿气一条出路，同时补益任脉里被亏耗掉的精气。方用易黄汤。

* 黑带

黑色的白带，像黑豆汁，也有腥气，有人会伴有小腹疼痛，小便时有刺痛感，外阴红肿，面色也发红，时间一长，面黄肌瘦，口里总感觉又热又渴，想喝冷饮。这种白带，是因为火气实在太大了，一个胃火，一个命门火，一个膀胱火，再一个三焦火，煎熬全身，白带变黑，是"烧焦"的表现。可以用利火汤泄火，火退了，黑炭色也就没了。

* 赤带

赤色白带，就是红色，看上去既像血，又没有血色那么鲜红，有点儿铁锈色，流得也不多，就是没事儿就出一点儿，像是漏下来的。这也属于湿病，有肝火。出现这种症状，通常是思虑过度，伤了脾胃，又因为心里闷了些怒气，自古女子多怨啊，就是这些因为家事、人际关系起的愤懑、委屈，成了一种放不下的怨气。闷久了，郁而化火，内伤得厉害，饭食吃不下，吃下去也一肚子气，食物消化得半生半熟的，脾胃更差了，水湿又闷了一肚子。肝藏的血渗到了带脉，被湿热灼烧，脾气又摄不住，带下就成了红色。清肝止淋汤，专治赤带。

▶ 完带汤（请遵医嘱）

方药：白术（土炒），山药（炒），人参，白芍（酒炒），车前子（酒炒），苍术（制），甘草，陈皮，柴胡，黑芥穗。

服法：水煎服。二剂轻，四剂止，六剂则白带痊愈。

▶ 加减逍遥散（请遵医嘱）

方药：茯苓，白芍（酒炒），甘草（生用），柴胡，陈皮，茵陈，栀子（炒）。

服法：水煎服。二剂而色淡，四剂而青绿之带绝，不必过剂矣。

▶ 易黄汤（请遵医嘱）

方药：山药（炒），芡实（炒），黄柏（盐水炒），车前子（酒炒），白果（碎）。

服法：水煎。连服四剂，无不痊愈。此不特治黄带方也，凡有带病者，均可治之，而治带之黄者，功更奇也。

▶ 利火汤（请遵医嘱）

方药：大黄，白术（土炒），茯苓，车前子（酒炒），王不留行，黄连，栀子（炒），知母，石膏（煅），刘寄奴。

服法：水煎服。一剂小便疼止而通利，二剂黑带变为白，三剂白亦少减，再三剂痊愈矣。

▶ 清肝止淋汤（请遵医嘱）

方药：白芍（醋炒），当归（酒洗），生地（酒炒），阿胶

（白面炒），粉丹皮，黄柏，牛膝，香附（酒炒），红枣，小黑豆。

服法：水煎服。一剂少止，二剂又少止，四剂痊愈，十剂不再发。

02. 真假炎症分别治

说起来，女人有病，真是又可叹又可气，根子就是因为情绪啊，该放下的，放不下，还要为它费思量，还要为它耗气血。女人的病，多半都从这满心的情志起伏来的。可以说没有一种病，比带下病更让女人感到隐晦和自卑，那种反复发作，好像一旦得上就永远都治不好了，没处可说，只能自己默默忍受，更害怕面对爱人。

如此这般，我们会发现很多妇科门诊永远排着长队，女孩子们被这些难言的苦恼纠缠不放，可是没有人来责问自己的身体究竟怎么了？用上抗生素，时好时坏，用得久了，产生了抗药性，一次要比一次用的量要大，未来在哪里？那个干净的身体在哪里？

|王氏女科|

我们刚才说过，白带是濡润子宫和阴道的，健康的时候不带过重的颜色，透明，无异味。

我们平时问诊，第一个问月经，第二个就问白带。一个金标准，一个银标准。

从白带的颜色、气味、质地，其实能一眼看穿子宫，白带洁净、无异味，说明子宫里也很清净；白带带色了，有味道了，那就是子宫及其周围染病气了。

就像看一个人，她美不美，不用参考什么审美条例，我们完全可以凭直觉"感觉"得到。健康人气色好，身上整洁，口气清淡，谈笑自然，不会露出病容，不挤巴，那就是身心都安乐，就是美啊，和他（她）说话，你觉得轻松愉悦。如果一个人看上去不对劲，你仔细观察，聊一聊，肯定他是身体有不舒服的地方了。

养孩子，看着孩子从小长大，能加深父母对这些细节的体会。病气，是确确实实存在的，孩子生病之前，都会或多或少闹一些小别扭，不吃饭了，几天不大便了，晚上爱哭闹，没精神头，不爱玩儿了，等等。人长大了也一样，只不过心思更多地放在了学习、工作、家族事务上，对身体的感知被脑子过滤掉了。

现代医学所谓的"炎症"，其主要表现为红、肿、热、痛、白细胞增高，不论身体的各个部位，只要出现以上症状，就谓之"炎症"，"炎症"是一个纯粹用抗生素来消炎的问题。但我们通过临床几十年的观察发现：炎症有冷、热之说，治疗过程中也得重视"冷、热"炎症之分。从本质上来说，"冷"炎症不是真炎症，"热"炎症才适用消炎疗法，如果不问冷热，通通用抗生素，有的会越治越糟糕。西医上还有越消（炎）越冷的虚寒性肚子疼。"炎症"的一个"炎"字，两个火字，火气上冲的意思，误导了好多人。

从我们病人的情况上说，究竟是热证还是冷证？"热者寒之，寒者热之"，这是治疗大法，比如说热型炎症，治疗当中用"清热解表、清热下火、清热解毒、清热利湿"之药；寒型炎症则相反，她缺的就是火，缺的就是温热，必须用"辛温解表、温化寒凉"之药。临床上常见的泌尿系感染和妇科的盆腔积液等都属现代医学炎症类疾病，可是在中医治疗时，我们必须具体辨证，才能得到良好的治疗效果。女性的一些走带情况，如果一个中医一听说已经有西医诊断为炎症，就让你吃清火药，注意，这个医生不是好医生。

在中医来看，关键要看脉象，根据脉象的强弱来分辨。脉象比较大，比较数(shuò，快)，比较强的可以用抗生素。脉小的就不能用了，说明她体质虚。脉象可以很好地看出症状，尤其在腑症上，右手的脉是比较主要的。

总的来说，白色带下病是假炎症，其他带下病则大多是真炎症。真炎症的一系列症状是什么样的？白带气味很大，有味道说明是热证，湿热；再就是带下黏稠，阴部不舒服，灼热瘙痒。现代医学宣传说女性这种疾病出现的原因是由于性生活不洁呀，或者不讲卫生啊，但在中医来看，还是离不开肝呀，因为情绪、饮食各方面的原因使得肝经湿热，肝经"循阴器，绕阴器"，和带下有这么一个连带关系。

女孩子，有了"炎症"，最好找中医看看脉象，分清真假，对"证"下药，调理调理就能好。

03. 给"消炎热"消消炎

很多女孩子在网上问，霉菌性阴道炎能根除吗？一般的回答都是，可以治好，但容易复发。然后打击了很多人，觉得这种"倒霉"的病一辈子都要如影随形了。有办法可以不复发吗？当然有，这是中医的绝活。有炎症的人，最明显的表现，就是白带的异常。所以《傅青主女科》的第一章，就说了带下病。并且开篇第一句，就是"带下俱是湿证"，不管是哪一种白带，病根儿，都在一个"湿"字上。

我们都喜欢艳阳高照的大晴天，整个人都觉得舒爽；相信没有多少人愿意成天都呆在阴雨绵绵的环境里，身上总是黏乎乎、不爽的感觉。但偏偏，现在人的身体里面，极少是一个温暖舒爽的环境，因为吃辣、吃凉、开空调，把湿气都憋闷在身体里，每一天都阴雨绵绵。

最潮湿、闷热的三伏天里，食物腐烂、发霉得最快，我们如果让自己的身体也成天地阴霾，又怎么会不发生变化？那些或青、或黄的白带，就是体内湿热的产物。中医管这些症状叫作"带下"。

| 王氏女科 |

说到妇科炎症的问题，就不能不多说说这个"炎"字。在《说文解字》中，炎跟火密不可分，既表示火焰、火光，也表示熟透的食物。总之都是热的。而现代病理学中，炎症，是机体组织受损伤时所发生的一系列保护性应答，以局部血管为中心，典型特征是红、肿、热、痛和功能障碍，看上去就是一派"火热凶猛"的盛象，就要灭火，消炎药起的就是这个作用。现在，几乎每一种妇科炎症，甚至其他常见病，都被当作起火了，用灭火法来治疗。我们常常听到有人说：我嗓子疼，是不是扁桃体发炎了？或者说：这几天拉肚子，估计是得肠胃炎了，下了班去买点消炎药。整个社会都习惯了消炎，似乎是万能钥匙。而更多的问题也就出现在"消炎"这个看起来合理合法的行为上。

这个炎症的"炎"字，是现代医学的病名，其实，也是那时候西学东渐，翻译上出了问题。现代医学从英文译成中文，这中间有不少遗留问题，东西方文化的差异太大，冲撞得很，太着急了，就在翻译时轻率地套用了中医的病名、中医的术语，其实它们是不能一一对接的。比如说，中医说的脾胃，和现代医学说的脾（包括胰腺）和胃，就不同，中医说的脏和腑，指的都不单单是一个器官，它有连贯的属性，是放在全身这个系统里边来说的，这个系统就是中医的生命观，它在根本上就和现代医学不同。

"炎症"也是这样，两个"火"字把中医给误导了！中医本来看病就从"体征"入手，"征"就是"象"，表象，现象，"炎"字两把火，不就是大火？大火不就是实证？实证不就该用寒药？一路就这么想下来了，就用清热解毒的中医消炎法。其实中医理解为热证的这些炎症只是感染细菌或病毒引起的感染性炎症，非感染性炎症不一定是热证，消炎会雪上加霜。

84

　　我给你举一个例子，有一个73岁的老太太，她闺女是西医大夫。老太太尿失禁，闺女拿三金片（注：清热解毒、去实火的中成药）给她吃，吃了以后就更严重了，躺着不尿，一站起来就尿，一动就尿。实际上就是消炎消错了。她姑娘认为是泌尿系统炎症，在害自己的母亲都不知道啊。躺着不尿、一动就尿，这是什么问题？这就是元气不足的问题，气不足，不能收敛，尿水就出来了。用现代医学的话说，就是她的膀胱括约肌，肌肉收缩力不行，没力气了。来找我们看病，开了六副补中气、温肾固胞的药，吃完以后就控制住了，但她过一段时间还是会复发，因为吃凉药吃伤了，加上年纪大了，肝功能不足了。

　　还有一个女同志，山西介休人，我们本地人，42岁，生了一个孩子以后，上了节育环，前年入夏的时候，患了泌尿系感染，用抗生素消炎，治了3个月，没有好转，来我们这里就诊。她那时候就是小便多，清长，但撒尿时并没有疼痛感。听她这么一说啊，我就大概知道，她下焦有虚寒了，一般来说啊，"红、肿、热、痛"才是实热证嘛。然后她就说老感到腰困、累、没力气，再搭脉，脉象沉迟、滑而无力，一看舌苔，苔白舌淡，明明白白的气虚寒滞。因为现代医学用的抗生素、消炎药太多，导致她身体里的菌群失调，膀胱温度下降，也就是中医说的"肾阳气不足"，机体免疫功能失调，而膀胱是负责储存尿液和排出尿液的器官，它温度下降，就是受凉啊，血液循环减慢，排尿口的一圈肌肉收缩功能减退，收不住小便了，才会尿频、尿急、小便清长。马上停了消炎药，用温阳补气、温化寒湿的方法，开了加味补中益气汤，这个女同志连服6剂，痊愈了，到现在都没犯过。

　　现代医学的消炎药，包括抗生素、激素（甾体类药物）和非甾体类药物，如阿司匹林、布洛芬等。抗生素消炎是针对感染性炎症，直接把引起炎症反应的细菌和病毒杀死；其他两类药更多用在无菌性炎症上，激素可以强制修复发炎部位，阿司匹林、布洛芬等能解热镇痛。

抗生素和激素这两"素"，一个寒伤阳气，一个盗用阳气，都会造成依赖，不能真正把身体的免疫力扶强、扶大。特别是抗生素，按中医的理论来分析，是大寒的，因为它起的就是清热解毒的作用，不是寒凉药没有这个功能。如果这个"炎症"本来就是从受寒来的，只是继发有一点炎性反应，用中医的话说，根本是个"假炎症"，还能用这些个寒凉药吗？用了就反了。

即使是治真炎症时，同样都用寒凉药，中医的"清热解毒"和现代医学的"消炎"也不完全一样。一个是把身体和外界看成开放的整体，"流水不腐，户枢不蠹"，长年流动的水不会腐臭，天天开关的门轴不会被虫蛀，把身体的气血通活起来，闷湿一扫而空，病菌无处落脚，活不下去，被排解出体外，身体就解了困。一个是把疾病的诱因当成敌人，要赶尽杀绝，反而老碰到"春风吹又生"的棘手问题。有人把抗生素比作农药，农药一代代更新，虫子（细菌、病毒）也一代代升级，越来越不把农药当回事儿，而且，农药会在植物上有残留，抗生素在身体里也会有残留！

过去的卫生条件不好，加上后来吃食特别丰盛，人体里边积热、积湿多，消炎药一上来，见效特别快，大家觉得"消炎药"是"有病能治病，没病能防身"，现在用过了，寒药伤人了，看看那些副作用的报道吧，一个接一个，都是输消炎药水输得"冷死"的人！其实，这些寒药用反了，身体早就有一些不对劲了，只是大家都以为是消炎还没消够，依我看，这个全民"消炎热"才需要大力地消消炎！

寒凉药伤阳气，就是"人活一口气"的这口气，但这种伤害是悄悄发生的，既不疼也不痒，不痛不痒那可不是什么好事，那是没力气或者有故障了，警报发不出来。如果要找出一些痕迹的话，那就是大病不犯，小病不断。

比方说，经常拉肚子的毛病。引起拉肚子的原因有很多，有吃坏的，但那就偶尔犯，长期不好，反复犯的，大多数就是气虚受凉。这种肚子疼，排的是水便，现代医学有时候会诊断为慢性肠炎，但用消炎药是治不好的，要用温热药，自己做点热敷也能养好来，把大粒的粗盐加一点花椒炒热，将它放在布袋里，放在肚脐眼上捂肚子，过上一刻钟，肚子就不疼了，稀便可以慢慢恢复。这种热敷的方法，也适用于小腹寒凉，妇科病反复发作的女孩子。有些刚生了孩子的女同志，月子里受了风寒，经常腹泻，吃什么药也不顶事儿，这个方法也管用。

阳气受损，不光是拉肚子，还有的是便秘。我太爷爷治的一个病人，大便干，用大黄、芒硝这些大寒的泻药都通不到。我爷爷说过一句话："男人女人大便干，干能干成刀。"要仔细领会这个"刀"的意思，刀在肠子里，又硬又锋利，会要命的，最后用啥通的？用附子理中丸通的，用热药通的。因为干的原因不是热结便秘啊，是冻住了，肠子没温度了、不能蠕动了。附子理中丸里的附子和干姜都是热药，增强了血液循环，给了肠胃温暖，让它有了动力，所以最后通便了，靠的是肠子自身的蠕动。

▶ 加味补中益气汤（请遵医嘱）

方药：党参 15g，白术 15g，当归 15g，黄芪 30g，升麻 5g，柴胡 6g，陈皮 10g，巴戟天 15g，灯心草 3g，金樱子 15g，干姜 6g，甘草 5g，肉桂 6g，通草 3g。

服法：生姜三片，红枣两枚引，水煎服。

04. 有些炎症，需要烘干湿冷的盆腔

一位朋友是商人，不懂医，但对中医很感兴趣。年初，他上大学的女儿在上课时突然小腹疼痛，还有点儿发烧。朋友在外地开会，他的妻子是位西医，连忙带孩子到医院检查，确诊为盆腔积液。

现代医学认为，盆腔积液是盆腔里子宫内膜或附件发炎后渗出的炎性物质，多发生在子宫直肠陷窝等盆腔内位置较低处。朋友的孩子在医院连输液带吃抗生素，总算把疼痛消下去了，但积液却没有明显减少。后来吃了半年的药，病情反反复复。

朋友觉得这病吃消炎药不太对劲儿，女儿比以前更怕冷了，再给她用寒凉的消炎药岂不是雪上加霜了？他在网上查找盆腔积液的相关资料时，看到《黄帝内经》中有这样一句话："积之所生，得寒乃生。"这本来是说癥瘕积聚，即肿瘤生于寒，但这句话点醒了他：一切液体，都属水，都属阴。一滩水撒在那儿了，阳光充足的话，是能够被晒干的，阳力不足，才会积下来。

他便让女儿做艾灸，把五根艾条捆成一大柱，在小腹上来回地巡行

着熏烤。刚做一次，女儿就说肚子发胀。他又开始琢磨为什么发胀，后来琢磨通了，是艾灸的热量正在"蒸发"盆腔里的积液，"水"遇热就要气化，这股气憋在肚子里出不来，就感觉胀。那就简单了，出不来就给它推出来，他让女儿做推腹，从胸骨下方往小腹下边推。推了三四次，放了几个屁，肚子就没那么胀了。

前两天见了朋友，他说女儿去医院检查，积液明显减少了，而且，原来白带多、痛经、腰酸的症状都没有了。

|王氏女科|

其实，他女儿的这个盆腔积液，不是突然的，之前肯定走白带一段时间了，要不然不会有积液，积液都是积攒来的，是现代医学说的慢性盆腔炎症导致的，在中医来说，到了有积液的时候，基本上没有什么实热证了，大多是寒凉病，这盆腔积液，简单说就是肚子里有冷水了。

盆腔就像是一座房子，房子里头装着子宫和附件，包括卵巢、输卵管等等，全都挤在这个盆腔里头，现代医学所说的盆腔炎，从这个角度来说，就有些笼统了，盆腔里面包容的东西太多了。不过，在中医里边，这盆腔的积水问题，无论在输卵管还是在盆腔内膜，大理儿是一样的。

咱们看家里什么地方最容易积水？肯定是厨房、卫生间的角落，长期潮湿啊。为什么其他地方就没这么容易潮湿？一是因为这些角落容易藏污纳垢，一是背阳，少光热，过于阴寒，给它一点儿温暖，湿气自然就被烤干了。

盆腔里积水的地方就像家里的犄角旮旯，这个房间进入了冬天，气温低了，越消炎、越降温就越糟糕。其实倒过来治的话，很好解决，靠点阳气，一暖就烤干了，最简单的办法就是用艾条熏烤，或者热盐袋、热水袋热敷，这相当于是从肚脐眼输进去热量，一热以后，气血循环好，就把这些所谓的炎症渗出物给吸收了。

千万不能消炎，越消炎冷水越多。前一段时间，有一位女同志就是因为盆腔积液来找我们。30出头的年纪，在铁路局工作，生了孩子后，上了节育环，这两年经常感到小肚子难受，白带很多，检查出是盆腔积液，以为是节育环的问题，就把环取了出来，又开了抗生素和金刚藤胶囊吃，白带更清、更多，月经周期也开始不规律了，经血淋漓不断，来这里看病时心情很急、很苦恼，情绪很不好。她这就是由于消炎过度了，盆腔血液循环被破坏了，温度不足，阴阳失调，伤了阳气，所以久而不愈。考虑到她情绪很差，我们用了加味逍遥散合傅山先生的化水种子汤加味，一边平肝气健脾胃，一边温阳补肾化水湿，盆腔得温，水湿自化。吃了8剂药，带下病消失了，后来到妇科做B超检查，一切正常。

化水种子汤是傅山先生的一个经典方子，这个方原本治的是不孕，还有就是怀上小孩以后，羊水过多，化血清瘀也可以用。原理是温阳化水，就像春天来到，太阳一照射，寒冰都化了一样。

如果盆腔积水还伴有比较严重的带下病，外阴不适，可以用艾条温灸外阴。会阴处皮肤薄，要注意掌握温度，不要太烫，温和一点就可以。

总的来说，女孩子要想身体好，一个是温暖，一个是疏理肝气。男属阳，女属阴，男人本身就是阳刚的，所以他需要温柔的伴侣，安抚他的棱角；相反，女人本身就是偏细腻的，她就需要粗线条一些的爱人，在大事上有清晰的视角，温暖就是给身体以阳光，给动力。消肝气，还是强调说，女孩子，关键问题还在于情绪，逍遥起来病痛就去了大半。

在饮食上特别要忌冷的、辣的、甜的食物。适当地每天早上吃点生姜片，平时吃点茴香也可以。做菜时可以搁点花椒，花椒是热性的，搁在菜里和搁在盐粒里炒和热敷是一个道理。

咱们刚才说的被错误消炎的"炎症"，包括输卵管不通、卵巢囊肿和盆腔炎，都能够根据这个大法治疗。我们还曾经用化水种子汤治过慢性结肠炎，古人真是太智慧了。

▷ 加味逍遥散合化水种子汤加味（请遵医嘱）

方药：党参 30g，白术 30g，巴戟天 30g，菟丝子 15g，云苓 15g，炒芡实 15g，车前子 9g，肉桂 6g，当归 15g，炒白芍 15g，柴胡 6g，醋三棱 9g，醋莪术 9g，香附 9g，水蛭 10g，炙甘草 5g。

服法：生姜五片为引子，水煎服。

▷ 治疗盆腔积水，艾灸中极与会阴

方法：仰卧或坐位取中极穴，悬灸 20～30 分钟；再俯卧，取会阴穴，用艾条雀啄灸，20～30 分钟。灸时，以局部皮肤稍红晕而不灼热为度。每天 1 次，严重者每天 2～3 次，10 天为一疗程，中间休息 2～3 天，再做下一疗程，连续 2～4 个疗程。

功效：补肾通淋、温经通络、行气活血、祛湿逐瘀、消肿散结。对盆腔积液、慢性盆腔炎、外阴炎症均有治疗作用。

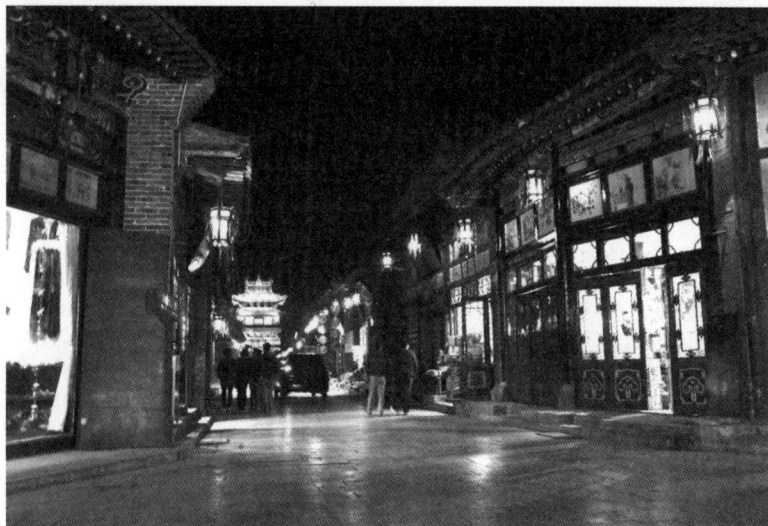

山西平遥古镇的夜

子宫第四乐章·子宫，被草菅的第二颗心脏

田原老师，您好：

虽然我们只是陌生人，可是此时我有一种冲动，一定要找人述说这些事情，也唯有你，离我有些近，真实的距离却很远。希望不要觉得我是一个坏女人。

与男友相爱三月，他的俊朗和温柔终于打动我，我们有了第一次的亲密接触。相爱情急，我们如同新婚，总是迫不及待地品尝相爱的滋味。

男友不喜欢"隔靴搔痒"，尽管每次做爱，我仍然要求他装备安全措施。几次下来，男友不甘于这种有隔膜的"爱"，于是就给我算安全期。虽然，我明知安全期并非绝对安全，一两次的拒绝后，拗不过男友的请求，心里一软，就依了他。

男友初尝"体贴"的甜头，再也不肯戴回"安全帽"。

终于，老天没有眷顾我，轮到我进手术室，去完成一项使命。

躺在冰冷的手术台上，四周都是惨淡的白，我抓着卫生衣，颤抖着问同样惨白的医生："真的不会痛？"医生回以宽抚的笑容和坚定的回答："放心，没事儿。"

麻醉药发生作用时，眼前的一切，就像烟熏中的影子，模糊、扭曲。

男友挑了一家颇有威信的大医院，整个手术过程确实像宣传中所说的一样，用药后约30秒，进入睡眠状态，在毫无知觉的情况下完成手术，整个过程仅需5～7分钟。

等到清醒时，果然没有痛感。周末在家休息了两天，星期一就照常上班了，谁也看不出异样。

无痛人流的麻醉剂效果似乎没有完全褪去，它依然能麻醉我的神经，使我对男友的要求不再那么严格。尽管不想再回到那间惨白的房间，不想再躺上那张冰冷的床，如此轻易就能解决"麻烦"还是让我有意无意地疏忽着防范。

而后，理所当然，第二次、第三次怀孕。

　　此时的我，已经不再恐惧，我可以勇敢地一个人走进手术室，不曾想在勇敢背后，创伤却在黑暗中一点点蔓延，如同泼洒的墨汁，预谋浸染我的生命。我的皮肤从白皙红润变得上了腊一样萎黄，每天的脸色，都像风雨欲来的天空，暗沉、灰涩，对性爱的需求越来越少，甚至有时会觉得痛苦。

　　我似真似假地对着男友抱怨："老公，都怨你，害我进了三次手术室，害得我现在变成"黄脸婆"。"男友却像在听一则事不关己的广播，径自翻着手里的报纸，淡淡地回我："别胡说，无痛人流不可能有伤害。"

　　我们的感情变得淡了，很难说是什么原因，尽管，每次我都忍着干涩和疼痛极尽讨好。我害怕失去他，我真的很爱他。为了减少伤害，我开始偷偷买避孕药来吃。直到一个月前，又意外地怀孕。

　　这次，大夫不会笑着跟我说不会痛了，他说："子宫壁和子宫内膜都受到了严重伤害，如果放弃这次机会，以后能不能怀上孩子很难说。"

　　我没什么感觉，不想哭，没有觉得震惊，就是觉得有些不会呼吸了，憋在胸腔里，很难受、很委屈。或许从走进妇科医院那天起，我就注定要用健康补偿逝去的小生命。

　　之后的日子，各种妇科炎症慢慢找上我。做爱时，更难感受到快乐。

　　我偷偷吃药，勤快地换内裤，不敢让男友看出一点点痕迹，却终究没能留住他。三天前，我们分手了，不能说埋怨他，毕竟我们给过对方快乐，可是，我想告诉每一个女孩子，不要轻易放下你的坚守，有些东西不是失去了，而是你主动放弃了拥有的权利；也想告诉每一位男孩子，如果真爱，就停止正解开纽扣的双手，除非，懂得守护她。

　　田老师，很冒昧写了这样一封信，也许还说了些不该说的话。买到您的《现在女人那些事儿》已经是半年前的事儿，当时只是因为一份好奇，如今，我把这本书摆在我的枕边，那个男人曾经占据的位置。

这次，我要好好地读它。其实已经看到您跟柴教授向我们女人说的话，我想，这次，我要寻找到作为一个真正女人的位置。

（读者来信）

这是一封没有地址的来信，收到它时，正巧一位久未见面的女学生从远方打来问候的电话。曾经，这个女学生迷失在一位中年富商所制造的幸福幻象中，也曾为他流掉过一个孩子。幸好，今天，她已经走出迷障，有了幸福的小家，贴心的丈夫和一个可爱的儿子。

有人说，爱情是女人的全部。我倒不这样认为，子宫才是女人的全部，因为在这儿，承载了女人全部的情感，全部的美丽，也承载着生命的延续。它不仅仅只是一个享受性高潮，存放生命种子的容器。它有生命，有温度，也很脆弱，它是深藏于女人小腹中的第二颗"心脏"，怎可任意践踏！

之所以将这封信抄在书里，是希望恋人们看到女孩儿的忠告，也希望这位女孩儿能看到我对她的祝福，也可以与我联系，看我是否能够帮助你。人除了天命不可逆转，有许多事，只要你悟到了，肯回头，身后永远有一片美好的天地。

希望女孩儿的故事，能让女孩们、女人们，开始一场新的思考——对子宫的思考。

田原

01. 子宫的挣扎与失守

| 田原笔记 |

女人多信命，这不是没有来由的，天意暗授女人以生育大业，有"月信"和"白带"为证。当这些与月亮同步的信件在颜色、数量上报告了异常的消息，或者突然造访，会令女人心里发慌。

在王氏女科的诊室里，遇到一位 48 岁的病人，两年前查出子宫里有一个小肌瘤和内膜增生，做了第一次刮宫手术后，阴道出了一个多月的血，医院让她一再刮宫，两年里刮了三次，刮了还继续增生，继续出血。主治医生无法止血，告知她：如果再止不住流血，惟一的办法就是切除子宫。

但即使是一位没有多少文化的女性，潜意识里也将"保护子宫"当成一种信念，一种天职，不到迫不得已，绝不能放弃坚守的。

据有关资料统计，功能性子宫出血在育龄妇女中的发病率为 30%，绝经前期功血发病率则高达 50%，也就是说，平均每两三个女性之中，就有一个可能遭遇功能性子宫出血。功血发病之普遍，让人难以想象。

患有子宫内膜增生、异位，到后期发生功能性子宫出血的女性，她们除了身体遭罪，忍受疼痛，心里更承受着无尽的惊恐和煎熬。她们的子宫，在挣扎着重生，然而，它的大冲洗表现为漫长而反复的大出血，看上去很吓人，就像是生命力即将流尽，带来了深深的恐惧——生命可会就此干涸，子宫内膜可会因此发生变异？

于是，首先想到的就是要尽快止血。现代医学的刮宫和补充雌激素，都是以止血为目的治疗，却效果不彰，容易反复发作。

对于出血背后的真相，我们则需要更多的思考。

｜王氏女科｜

这是个出血比较严重的病人，她去年过中秋节的时候，因为这个病连饭都不能吃，止不住地恶心，子宫跟生小孩儿的感觉一样，疼、下坠。现在血止住了，月经也正常了。病好后胃口也好了，不犯恶心了，有精神了，睡觉也比原来好。

类似的例子，在我们几十年的临床中看过很多，病人之前的医生认为没办法止血了，就问她：你有孩子了吗？病人说：有。医生就告诉她说：那就切了，子宫就是养孩儿的容器，有了孩儿就没什么用了，只要不切卵巢，也不会引起内分泌失调，等等。其实，因为卵巢疾病而切除卵巢的人也比比皆是。现在人对于子宫和卵巢的认识太肤浅了，在遇到子宫肌瘤和子宫内膜病时选择了简单粗暴的摘除手术。

中医认为人是一个整体，每一个部分都是不可缺少也不可替代的。我们不认为子宫仅仅是"容器"，内膜增生和出血也不仅仅是病态，它是子宫的一种自我保护、抢救行为！

在中医里，这种表现为出血的妇科病，就属于血崩。以中医的取象比类思维来说，出血相当于洪汛，重要的是：一定要找到引发洪汛的原因，进而改善大环境，治理这方土地，而不是抛弃，因为这是女人的自留地，惟一的立"生"之本，抛弃不起！

自然界的洪汛，是河流迫于堰塞或是水量超大后出现的一种河道重建方式，堰塞或阻塞，造成这些水土流失，根源在人类对植被的乱砍滥伐、对土地过度的开发和使用上。女人子宫发生血崩，相当一部分与计划生育手段使用不当有关，比如说上环，手法不好的话会留下隐患，时间久了，节育环跟肉长到一起去了，容易引发盆腔炎症，再有就是频繁流产，这些都是对子宫的"硬伤"，或淤堵，或挖空，造成了子宫壁过薄或过厚，乃至呈现出薄厚不一的蜂窝状，改变了子宫内部的生态环境，导致暗疾甚至不孕。这和土壤的分布不均、过于贫瘠等现象不是很相似吗？

我们临床上统计，子宫内膜增生、异位的病人，大概50%都有过计划生育手段不当或过度的经历，这其中又以处理小孩，就是流产，对身体的伤害最大。这种"不正当开发"所导致的子宫"水土流失"，应该说，是伴随现代化生活而来的，与自然界水土流失的逐年严重几乎同步。

为什么要出血？为什么是以出血的形式？

根源就是这些积累的创伤，在子宫里埋下了瘀滞点，或者是瘀血，或者是痰核，或者是气郁，或者是数者的交织。它们在子宫内膜上增生、积累到一定程度，影响了身体正常气血的运行，造成子宫的收缩功能不好，身体就要通过出血这样一种方式，发动洪汛进行"冲刷"，把瘀阻排出来，相当于出清子宫里的"陈土"；但是，因为它的收缩功能不好了，对这个泄洪过程的控制就不能很精确，有时候甚至会失控，流血不止，该排出来的东西也没能全排出来。其实，妇科病的出血、干、痛、痒，虽然造成了身体的痛苦，但它们同时又是身体的一种自救方式，是一种警报信号，唯有把这些都读懂了，才有可能找到正确的解决方式，去安抚紧张的身体，治愈疾病。

所以，我们祖传的治疗女人出血病的方法和很多中医都不一样，像出血出得厉害的情况，我们就认为不能马上给她止血，血一停肚子就疼了，必须顺应她身体的这种需要，它要走出去的东西，必须让它走出去，这个时候一止血，瘀血走不了，憋在里面，马上就肚子疼，新血通不了，就一直都好不了。

我爷爷和我父亲教过我们一句话，也是中医里很普通的一个道理：通则不痛，不通则痛。还有一条：推陈出新、逐瘀而生新。瘀血不走，疼痛好不了，好血生不了。所以我们治出血，用反药，助出血的药，开一张处方，三副药，每副药熬三次，三副药一共熬九次，隔六个小时吃一次。别人看这个方子觉得，哎，出血了你怎么还敢用这种出血的药？其实就是要用这个药，直接通肚子里的瘀血，把子宫内膜清理干净，它自己就不出血了。其实也是中医上的"通因通用"原则，关键在于辨清出血的根本原因，像这一类的病，该通的时候必须通，该止的时候必须止。方子吃下去以后，你不要看她走血走得面色萎黄、贫血的样子，那个不要怕，因为你本身就是用通血的药。通血的那个药里头就有补气血这个功能，鼓舞出陈，这个补进去的气，也是给子宫动力，给肾脏动力，能量充足了，它们自己就把多余的东西给排出来了。

除了傅山先生的《傅青主女科》，我们再看张仲景的《金匮要略》，里边有专门的妇人篇，直到现在还在应用。张仲景提到了桂枝茯苓丸，现在临床上普遍用来治疗子宫肌瘤，其实功血也可以用它，有的病人就反映说：吃完这个药之后，流血反倒多了。实际上，这个桂枝茯苓丸之所以能攻肌瘤，治疗一些痛经问题，就在于它能活血化瘀，同样是"通因通用"。

处理流鼻血也要用这个办法，以前认为应该仰头，往额头上拍冷水，但是这种方法把鼻血都逼回去了，憋得慌，以后火气一上冲就犯，所以现在的方法都是叫你别仰头，让它顺势流，一边按按鼻子两边的迎香穴，放松一下，火气排泄出来了，就不流了。

在治疗功血的时候，三副药祛瘀要立竿见影，必须要达到这个效果，如果三副药控制不了的话，估计那个病人就有点大问题了，控制不了了。祛瘀以后，通过脉象，通过吃药的情况，看看子宫里面的东西确实没有了、清干净了，就可以改方了，加上收缩子宫的药，恢复她的免疫机制和身体其他功能。十全大补汤和逍遥散，都是恢复气血的佳药。十全大补汤里边是补气基础方"四君子汤"，加补血基本方"四物汤"，再加补气的黄芪、补阳的肉桂两味药，补中散瘀。

［诊室现场］

医案1：

李某，女，49岁，山西介休市义安人，生三胎，施绝育术，于1999年8月突然子宫出血过多，一月之余，腹痛、血内有块，血块如核桃大，甚至还有10公分左右之物，这就是现代医学所谓的子宫内膜异位症，引起了功能性子宫出血，而且病理检验子宫内膜为巴氏三级。确诊后要施行子宫摘除术，防止恶变。病人到山西大学第一附属医院已办理住院手续，准备手术。后经人介绍前来就诊。

首诊：诊其患者，呈贫血状态，面色萎黄、神疲乏力、睡眠欠佳、饮食尚可，出血过多而造成患者精神紧张、欲哭、烦躁不安、口干恶心，甚是可怜。诊两手脉弦滑而芤，尚且有力，此种脉象为还要继续出血之象，况且宫内有异物，故而疼痛、流血不止，造成了患者特殊的痛苦。此症本着"塞因塞用，通因通用；急则治其标"之大法，补肾调肝，佐以止血消块之法，此症也属中医的崩漏之证，故而慎之治之。

处方：傅青主女科之大法，补气解晕汤合郁结血崩平肝开郁之法，加减治之，连服4剂后，嘱其再诊。

当归30g，白术30g，白芍炭30g，丹皮9g，生地炭15g，三七参9g，贯仲炭12g，柴胡6g，炙甘草5g，红参30g，黄芪30g，姜炭9g，芥穗炭9g，灵脂炭15g，血竭9g，炙升麻5g，血余炭12g。红枣5枚为引，水煎服，4剂。

嘱其此药每副连煎3次，隔6小时服用一次。

复诊：病人服药后，排出血块如馒头之大，而且血少，腹痛已止，诊其脉象芤小无力，此属主症已控制，善后之药必须跟上，将上方再加白花蛇舌草30g，七叶一枝花30g，半枝莲30g，再服4剂后，血止，精神大增，情绪基本稳定，恐其再发，嘱其服用加味逍遥丸和归脾丸，连服1月而愈，身体健康，一直至今，病人为感谢救命、不用手术之恩，送锦旗一面。

综上所述，此症只要对症审其症候，用药恰当，而不难治之，故而奏效甚捷，块除血止，达到了良好的疗效。切记"补则消之，补则通之，补则化之，补则血止"之大法。

医案2：

张某，女，41岁，山西介休市顺城关人，生二胎，行绝育术，患者于2009年元月份开始大出血两月余，经现代医学刮宫术后，仍在出血，服抗宫炎片（功能主治：清湿热，止带下。用于因慢性宫颈炎引起的湿热下注、赤白带下、宫颈糜烂和出血等症）和妇康片（功能主治：补气、养血、调经，用于疲乏无力、心慌气短、行经腹痛和经血不畅等症）无效，反而出血更多，伴有血块，血块大而多，最大有12公分左右，小亦有5～6公分之余。经现代医学诊断为内分泌失调，子宫内膜增生和子宫内膜异位症引起的功能性子宫出血，现代医学建议：如果出血不止，必须切除子宫，防止恶变。患者听后惊恐不已，誓死不愿做手术。后经人推荐前来就诊。

首诊：观其相貌，颜面浮肿，面色及嘴唇苍白，口干舌燥，苔白，舌红，腹痛伴有下坠感，腰困无力，血多，淋漓不止。诊其两手脉象，滑而洪大且芤，左手略带弦象。此乃阴虚血亏之象，肝肾阴虚之因，但脉大说明子宫内部还有残留异物，如不清除干净，则出血很难控制。嘱咐患者一定要静心养病，切忌急躁，服药后仍会有大血块流出，及残余的恶露，不必紧张，只要血块除尽，出血即止。此症虽然看似严重，但细心诊之，审清病因，观察体征及结合脉象，不难治之，反而可以奏效。方法重在调肝补肾，补气补血，通气化瘀，促进子宫的收缩能力，恢复子宫功能，方用加味逍遥汤合六味地黄汤，结合桂枝茯苓汤，佐以生化汤加减。嘱其连服4剂，再诊。

处方：当归30g，白术30g，炒白芍炭30g，丹皮9g，生地炭15g，三七参9g，贯仲炭10g，柴胡6g，炙甘草5g，红参30g，黄芪30g，炙升麻6g，五灵脂15g，灵脂炭15g，栀子炭9g，熟地炭15g，云苓10g，泽泻10g，山药15g，山萸肉15g，桂枝9g，血余炭12g，血竭9g，姜炭9g；红枣5枚为引，水煎服，4剂。

嘱其此药每副连煎3次，隔6小时服用一次，连服4～5天。

复诊：患者遵医嘱服药后，复诊时自述：排12公分左右血块10余块，小血块无数，连续出血1天半后，方血少块尽。复诊时，血基本已止，间或有少量淡血水样分泌物。医者见达到了预期疗效，随按原方再加：白及12g，乳香5g，鹿角霜15g，再服4剂。并嘱患者每日中午服龟龄集胶囊3粒/次，1次/日，以提高肾阳之功能。

三诊：患者再次服药后，血止块净，精神大增，面色有华，并当众给大夫磕头谢恩！

02. 好的子宫依赖于肝的情绪，肾的免疫

| 田原笔记 |

以现在的目光来看，中国古代妇女的生活是我们无法想象的，古人认为"阴阳殊性，男女异行。阳以刚为德，阴以柔为用，男以强为贵，女以弱为美"，构造了男主外、女主内的社会格局，那时的女人生活在家族里，侍奉公婆与丈夫，操持家务，很少参与社会事务。从这男女不同的定位上衍生出了一系列妇道训诫，大意就是妇人要清闲贞静、矜持内守。

女性解放、男女平等的大潮到来以后，女性收获了更大的自由空间，开放了，富足了，但似乎又失去了一种安定感。

| 王氏女科 |

刚才说，子宫内膜增生、异位的病人，大概50%都有过计划生育手段不当或过度的经历，剩下的50%就是体质和情绪的原因了，这与现代女人的生活地位和方式有很大关系。

105

在体质上来说，她现在有子宫内膜增生，甚至长肌瘤，子宫就这么点儿地方，怎么会长这么大的东西呢？就因为刹不住了，中医里说的是"没劲儿"，子宫没劲儿了，它的肌壁啊，松懈了，管不住。"肾主生殖"，胞宫的全部功能就是生殖功能，所以我们都直接说"肾主胞宫"，子宫有问题是肾上有问题，肾脏的功能不太好。

从现代医学的角度来说，一个是肾脏的免疫功能不太好，一个就是子宫的免疫功能不太好。免疫功能不好，就是气微血衰，气血亏，比如说有肾阴虚，肾阳虚，这又是中医上的词。我们谈到"免疫"的时候，一般是说这个人气血虚，怎么虚？气虚，血虚，阴虚，阳虚，一系列的东西她都虚了，导致机体衰弱。现代医学说免疫功能低下的毛病呢，在中医就是这么讲的。有一些现代医学的名词啊，跟病人们介绍，还是挺好理解的。如果我们说哪个病人气血亏了，她就不理解：我咋就亏了？解释起来比较费劲，因为现在的中年人、年轻人知道这些个基本中医道理的不多。

肾是怎么亏的？一般是计划生育的这些手段用过，又有过几次流产的经历，这对肾功能是一种损害，再后来，子宫走血走得控制不了，说明这个病人的肾脏功能不太好了。要是肾脏好，她处理小孩，做流产后子宫还能收放自如，出血块出两天就不出了，有些肾脏功能极好的人，流产了以后甚至于就不出血。

过去的女人病，总的来说要好治一些，我们家那块"妇科神手"的匾额，就是中华民国24年时，爷爷看的一个叫荆虚心的病人送的，那个病人就是出血。我们现在用的方子和那时候爷爷看病用的是一样的，只不过是现在来看病的人，有不少是外头很远的地方过来的，她们的生活习惯和这儿附近的人不一样，咱们用的药有些不同。但总的来说，那个时代的药又便宜又好使，你给病人吃，两副就能好，现在，一个是病更复杂了，一个是药不太好了，就得吃六副。现在的药都是人工栽培的，以前的是野生的，这里头区别太大了。这个就是所谓的自然环境报复了，生态不平衡了。

再一个，功能性出血和情绪不好有关系，情绪大波动是个诱因。前期有接受过计划生育的手段，有流产的经历，然后情绪在某一个阶段突变，遭受了打击，就会引发大出血。我举个简单的例子，前段时间来看病的一对夫妻，这位女孩子刚处理完小孩，流产，流产过后，一个是本身身体就虚，一个是跟家里人生气，气哭了，就造成了子宫功能的紊乱，第二次月经来过以后，要不是不来，要不就是来了以后肚子疼，不走，20天都完不了，这就是气肚子啊，心情不好，身体要吃大苦。

情绪很重要，子宫内膜增生，子宫内膜异位，包括流产后的这些个出血，都离不了这个情绪问题。所以，我们家不管看什么病，感冒也好，女人的月经病也好，带下病、胎产方面的毛病也罢，哪个都离不了疏肝的药。离了疏肝的药，方子效果都不好。疏肝的药又基本不离逍遥散。

03. 无痛人流，失去了自我保护

| 田原笔记 |

诺贝尔物理学奖（量子力学）得主埃尔温·薛定谔曾经感叹过："（人啊，）你的存在几乎和那些岩石一样古老。数千年来，男人一直为生存而奋斗受苦，最后注定是被人遗忘；女人则为了生产而饱受痛苦。"

其实，还有比生产更让女人身心交瘁的事，那就是怀上了孩子，却没有机会、没有能力顺利生下。保胎—流产、举子—不举，自古以来都是女人所要面临的一个困难抉择。生是天命，是母性，有时，因现实种种，无法迎接新生命的到来，只能选择后者，在这些时候，堕胎是保全孕妇身体或社会生活而不得不采取的办法。

生产虽然有风险，但它是"瓜熟蒂落"，圆满自结的事；堕胎，是生生摘取一个未成熟的果子，它的藤蔓还结结实实地连在母体上，风险更大，创伤、出血，都是不可避免的。女人对于"流产"是很恐惧的，反复权衡手术和药流哪个更无痛、更安全。在很多人的想法中，药物流产毕竟不用"动刀子"，避免了术后并发症，对身体的伤害可能相对要小一些，但很多尝试过药流的人，却发现结果不尽如人意；手术流产，虽然要"动刀子"，但清宫干净，且已经先进地研发出"无痛人流"，据说可以"可视保官、3分钟解决、无痛、创伤小、当天上学上班"，越来越多年轻人倾向于无痛人流。

子宫，在现代医学的眼中，它就是一个器官而已，可以几次地做手术，任意践踏。但这个子宫在中医的眼里，它是生命的土壤，医者和患者本人都应该像农民守护土地一样地去保护子宫。

反复的流产，大大增加了子宫内膜疾病的发病风险，继发功血和感染，甚至会导致不孕、习惯性流产、宫外孕、死产和子宫穿孔等后果。

| 王氏女科 |

国家有计划生育的政策，我们都应该支持。最重要的就是，在平时的夫妻生活中，注意保护自己，也尊重新生命，绝不要抱持一丝的侥幸心理。因为任何流产都有伤害，没有不伤害子宫的。

这十几年流产越来越普遍，我们看女人病，严重一些的病，绝大多数起因于流产。现在一看电视、外面发的小广告，一半以上是妇科医院的人工流产广告，这说明流产的普遍，这种可悲的"平常心"有多危险啊！全社会都觉得流产不是什么大事，全部的担心都放在"疼痛"上，只要不痛，流产就跟吃饭睡觉一样正常了。

这是个社会问题，我们更应该深深地反思这个问题。为什么一去医院查出怀孕了就让她处理掉？随便处理，有多大的危害？人们不知道。

怀孕早期处理小孩子的危害是相当严重的。现在好多人不认识这个，就是因为现在都依据科学。科技能救人的生命，这个是好的，子宫内膜的毛病，它可以做检查，可以做手术啊什么的，以前没有这些手段，治疗的方法要少一些，而且，现在生育良好的情况较多。但现在又出现了一些新情况：不孕不育的人增加了，还有现代医学所说的希恩综合征、高泌乳素血症，得这两个病的人也多了，为什么多了？我们认为是社会问题。

希恩综合征：一百多年前希恩发现的一种综合征，当产后发生大出血，休克时间过长，就可造成脑垂体前叶功能减退的后遗症，表现为消瘦、乏力、脱发、畏寒、闭经、乳房萎缩等，严重者可致死。临床上称之为希恩综合征。

高泌乳素血症：系指由内外环境因素引起的，以 PRL 升高（≥ 25ng/ml）、闭经、溢乳、无排卵和不孕为特征的综合征。

其实，希恩综合征在以前是一个痨病。这些问题的根源就是过早的、过度的流产，人工流产、药物流产，还有应该警惕的无痛流产。女人流产她应该痛，为什么不让她痛？不痛就破坏了身体的良性循环！当这些流产手段刺激孩子的时候，疼痛在激发子宫内膜，激发肉体的生长！疼痛喊叫的人死不了，不吭气儿的人死了！疼痛会唤起全身的反应，来这个地方支援、重建！再一个，她喊痛，主刀的医生就知道手下的轻重，她要是不喊，医生手重了，会造成更大伤害。现在人的闭经、子宫萎缩，绝大多数有过无痛人流的历史，虽然避免了一时的痛苦，反倒埋下了更深的隐患。已经有些报道在说："无痛人流不等于无害人流。"但很多人为了避免痛苦，省事，还是去做无痛人流，无痛、简单、方便，睡一觉，"麻烦"已经解决了，回家休息一下，第二天该上班上班，什么都不影响。现代人，或者说现代医学，对子宫的认识太肤浅，其实，越是看起来简单直接的事情，越是不简单啊，且不说胎儿是个生命，流产在女人心里留下多大的阴影，那人工流产、无痛流产这些个流产方式自身的流行，就是大有问题的。

对于什么是健康，医疗是不是全都对你有好处？现在人的脑子很少考虑这些，太过于依赖科学，依赖科学的代言人——专家，自己没有一点分析，无痛人流真能几分钟解决问题，睡一觉起床上班？你多想一想嘛，被蚊子咬个包还肿几天，摔了，跌了，磕个口子还几天长不合，更何况要在子宫里动刀子？肯定会对子宫造成伤害，清理不干净，在子宫里面留下瘀血，如果流产的次数多，子宫内膜反复被"刮宫"，就变得凹凸不平，薄厚不均，在恢复的过程中，容易出现增生、异位，造成功能性子宫出血，这些一次次流产留下的创口也成为了子宫肌瘤生长的基地。因为子宫是一个有周期性变化的小宇宙，它的内膜每个周期都会增厚、脱落、再增厚，那些小"伤口"，在经期容易"渗血"，然后"结痂"，日复一日，年复一年，瘀血没办法被身体吸收，就结成了肿块儿，肌瘤就出现了。所以我们说，无痛人流的发明弊大于利。

几年前，我们有一个40岁的病人。她来这儿，是看功血和肌瘤。肌瘤的话，一般控制得好，恶变的可能性也很低，但是她那个功血非常厉害，要就不来，来了就大量地流血，由深红流到鲜红，她说自己感觉最严重的时候，一天晚上要换掉两包卫生棉，这样一流就流十几天。她是一个很白净的人，平时气色看上去也很好，但是一到流血的时候，整个人像贫血、褪色一样，没有血色，脸色蜡黄，看上去一下子就老了几岁。

我们聊天的时候，她就聊到两年前，曾经做过一次无痛人流。她跟我说：就跟做梦一样，一觉醒了，也不觉得疼，然后半小时以后就回家了。但是流血并没有结束，用了很多中药和西药才止住。再以后，来月经的时候，血量比以前明显增多，而且很长时间都不走，她说那时候她还没觉得特别害怕，以为就是这个月多一点儿。直到第8天，血量还没见减少，大量流血让她感觉头晕、乏力，这才去医院看了，诊断结果是功能性子宫出血。这一流就是好几年，一直没有治愈，身体状况急转直下，头发白了，血压高了，脾气躁了，原来健康的一个美女，就这样变成了"黄脸婆"。我们为她制订了一个治疗方案，但是，需要一段时间恢复啊，说起这个经历，她真是后悔呀。其实，很多女人还不了解中医，更不了解傅青主，当然，能找到中医，找到我们也是福分了。

现在流产的人太多了，有的时候也是很无奈的选择。来我们这儿的人好多都是有对象了，意外怀孕后，家里不同意，只能用药或者手术给处理掉。结果出血不止，止血后又造成月经不畅，盆腔炎和宫颈炎等问题也接踵而来。

很多人可能想不明白，仅仅是剥离一个小胎芽，为什么会给母体造成这么大的伤害？女人的子宫，它不光是一个生殖器官，它还是新生命的土地。受精卵扎根在子宫内膜上，跟农民在土地上播下种子，是一个道理。当胎芽成长起来时，它的根系在母体里汲取营养，就像我们看到的树根一样，是盘根错节、千丝万缕的，那些个手术器械，就像挖掘机，生生铲断这些根系，自然会有大量伤口。不专业、不恰当、不节制的流产，破坏了子宫的"土壤"，一切妇科病都有可能发生。

04. 药物流产欺骗了子宫

| 田原笔记 |

药物流产，即"药流"，也是人们放弃胎儿的一种方式。

我国古人在历代医书中就有记载"断产方"，这些药方根据不同的情况拟定，有的堕胎方适用于孕妇体弱不能安全生产，有的适用于难产，有的则适用于绝育。传说在南宋时期，"孕两三月而自毒其胎者"被列为当时妇人损子堕胎所用的各种方法之首，当时的坊间说法是：一旦确定怀孕，堕胎愈早，效果愈好。但这些堕胎方药并不尽安全有效，往往导致服用者丧生，即使生命得以保全，也要蒙受巨大的痛苦。

现在正式用于流产的药物，几乎没有中药、中成药，主要是西药。一方面是通过改变子宫内的激素环境，使得胎儿停止发育，另一方面是使子宫强烈收缩，提前把胎儿娩出。有不少人在药流后长时间出血，最后还得刮宫（称"清宫术"）以清理干净。

但是，孩子在母体中一天一天长大时，并不仅仅是一个附属在母体上的小人儿，他和母亲有着深深的交流，母亲的身体自然而然地形成了一个阳光充足、雨水充沛的夏季，养育孩子；药物的介入，像六月飞雪，把孩子打下去的同时，也打击了母体：内分泌功能急骤减退。

这种隐性的打击是致命的。

| 王氏女科 |

前两天有一个病人打电话说了一下情况，她刚刚做过人流，吃药流的产，现在就是腰疼得厉害，后腰疼，躺也不能躺，坐也不能坐。现代医学说是"产后功能病"，只能自己慢慢休养、恢复，但在中医来说，这很好治，腰疼，是因为在处理小孩的过程中，把子宫处理得靠后了，位置不对了，就是现代医学所说的"子宫后位"。再一个就是子宫内膜已经受到创伤了。

出现这种情况的人太多了，应该赶紧治，有些人觉得，我做完人流之后腰会疼，很正常，疼一段儿时间就好了。有些人好不了，但没有来治。这是错误的想法，将来就是大隐患。

那么药流究竟是怎样作用于流产这个"事件"的？

女人在怀孕之后，子宫会安静下来，起起伏伏的变化没有了，不再出现周期性的排卵和排经，只是很平静地养育着胎儿。最明显的表现就是女性性欲减退，子宫变得"小心翼翼"，对外界一丁点儿的风吹草动都很敏感。所以，怀孕之后，夫妻生活最好先暂停，尤其是怀孕前三个月。

那么所谓的药物流产呢，就是要将安静下来的子宫重新唤醒。通过米非司酮和前列腺素这两种激素类药物，人为地给子宫一个生产信号，使子宫产生错觉，增加兴奋度，出现本来要等到自然分娩的时候才有的高频率宫缩，强行地使胎芽脱落、脱出，相当于模拟了一次生产过程。

从我们临床经验来说，药流后出血不止的病人比例能达到70%。

　　一方面是药流清宫不容易彻底，身体自觉发动了大量的血液，对子宫进行"冲洗"，本意是好的，要将子宫里的瘀血和残留物清理干净，问题是时机未到，这毕竟不是正常生产，身体的很多条件都还没有准备好，这个过程要是药物的量把握不好，就有可能走血失控。所以有不少人后期还得再做一次刮宫。

　　一方面就是身体本身的体质不够强，止不住血。所以现代医学提出一个做药流的年龄分水岭：35岁。35岁之前还可以做药流，身体有一定的抗风险能力，在这个年龄之后就不要做了。为什么这样规定？从中医的角度可以这样理解：35岁是女人的体力到达顶峰后衰退下来的第一个转折点，"（女子）五七，阳明脉衰，面始焦，发始堕"，说的就是女人到中年的身体变化，这是一个大面儿上的基本情况。年龄相当的女孩子，在子宫受到药流的冲击时，肾脏功能好的和不好的有很大区别。这个"肾脏功能"，关键在于肾精和肾气是否充足，"精化生为气"这个转换是否收放自如。肾脏好的人，流产后就算出点儿血块儿，也能很快敛住，出两天就不出了，甚至有的人流产后根本不出血。流产后，走血走得控制不了，说明这个病人肾脏的功能本来就不太好，流产服用的药物，对肾功能更是一个雪上加霜的伤害，同时大大耗用了肾的精气，肾脏没力气帮子宫把"门"关上。

　　这些个用于流产的药物不只对子宫起作用，它进入身体，会参与到身体机能的整个循环中去。不少年轻的女孩子，用药把孩子处理掉了，结果月经完不了，而且，到结婚的时候反而怀不上孩子了。这一来是因为药物对全身的后遗作用，一来是因为子宫后位。而我们治疗药流引起的不孕，就得先用中药把之前流产产生的结果给解除掉，消除药物副作用，然后再调整全身的气血平衡，让子宫从后位恢复到正位来，一平衡就怀上了。

"子宫后位"是什么情况？现代医学能清楚地检测到子宫的形态和位置，正常情况下，子宫在盆腔里，前面是膀胱，后面是直肠，它稍微向前倾斜，趴在膀胱上方，这是它的正位。后位就是整个子宫往后倾倒。有统计显示，子宫后位的女性更容易遇到痛经、不孕和难产等问题，现代医学解释说是子宫后位时，子宫颈就往上翘，没浸泡在精液池中，可能会影响受孕；子宫后位严重时，宫体后屈后折，影响血液循环，就会导致痛经。

　　在我们看来，子宫后位就是子宫泄气了、往后倒下了，这是肾气不足的表现，气虚无力，子宫站不住了！这和现代医学对子宫后位成因的其中一个解释有相似处：子宫韧带松弛，使子宫底部向后方或向左右两侧倾倒。就是没力气了，绷不住了，拽不住了，子宫就发懒了，躺倒了。用中医的话来说，就是气虚了。而且，子宫后位的女孩子每到经期就有轻微的拉肚子，大便多，不太成形，以往有便秘的话，到经期就缓解了，我们管这叫"经行便溏"。大便的变化根源就在气虚上，中气不足，脾胃消化东西的热力、动力不够，加工不到位，吸收也不到位，大便控制不住，上厕所的次数就会增加，肾气也不足，没法沥干大便里边的水从小便中排出，就会便溏。现代医学则归于"直肠刺激症"，是因为子宫在经期充血肿胀，压迫直肠，刺激了直肠，所以才便多、便溏。中西医解释的角度不同，但关键在于如何治疗，现代医学建议女性采取俯卧的睡姿，加强体育锻炼，帮助子宫恢复前倾的正位，别无他法；中医里边，依据补脾益气、补肾强带脉的大法，可以改善全身的气虚证，提高子宫本身的活力，让它重新"站"起来。

　　现在年轻女娃娃的流产太多了，是个社会大问题。流产造成的直接伤害是一方面，更要紧的是很少有人意识到处理完小孩一定要注意休息、调养，不管是手术流产还是药流，都是"小产"，比顺产这样的

"大产"还要伤气血，必须及时调养。最应该警惕的就是无痛人流。有的病人处理完小孩，月经开始不规律，也一直拖着，不知道这会导致很多严重的妇科病。其实，流产完用生化汤就可以解决很多问题，生化汤是傅山先生一个有名的方子，称它作"产后万能汤"也不为过，很多正常生产或小产、人流的出血问题，都能靠它解决。它活血化瘀的效果特别好，能促进子宫的血液循环，加快新陈代谢，帮助身体清理瘀血，促进创面的再生以及子宫的恢复。一般来说，3～6副中药就能调理好。但是，据我们了解到的，很多城市连生化丸都很难买得到了。

> ### ▷ 五味生化汤（请遵医嘱）

方药：当归，川芎，桃仁（去皮尖，研），黑姜炭，炙甘草。

服法：一般是从产后第3天开始服用，水煎服，或酌加黄酒同煎。每日1剂，分2次服。连续服用3～6剂即可。

05. 三个月后，安然告别宝宝

| 田原笔记 |

有个女孩在看过《现在女人那些事儿》后，给我写来一封信。

她以前谈过一个男朋友，两人感情很好，女孩家人觉得男孩身上的江湖气太重，不同意女儿和他处对象，女孩为了这个男孩子跟家里人决裂了。恋爱三年，男孩一直觉得事业不成功，还不到结婚的时候。一次，女孩意外怀孕了，为了不让男朋友为难，她去做了人流。但是，没过多久，男孩接下了单位在国外的一个派出项目，出国发展，两个人平静地分手了。就在分手后，女孩出现了闭经，到很多大医院去检查，都确诊为继发性不孕，调整月经成了当务之急。但是，不管她找的是现代医学，还是中医，都是吃着药时，月经能正常来，一停药，月经就不来了。

这几年，女孩的身边出现了一个很优秀的男孩，对她很好，但她深知自己没有生育能力，没有未来，不敢接受男孩的追求。这个女孩子现在才二十几岁，还很年轻，但每天都郁郁寡欢。看到柴老说起的几个不孕病人，经过治疗收获了希望，生命的希望，她的心中才燃起了一丝光亮。

因为人流而对身体造成创伤，其实不算是新鲜的话题，随便上网一搜，都知道人流伤身。但是，确实有些女孩子，她没有退路。在她们不得已得选择流产这条路的时候，怎样做，才能尽可能地保护自己呢？

| 王氏女科 |

我们的想法可能跟现在的主流观念不太一样，却是我们王氏女科的家传经验，说出来作为一个参考。

现在普遍认为，四五十天的时候做人流最好，更有医院宣传说越早越好，30天后就可以做，这个时候胚胎小，容易吸取，创面小，出血少，三分钟解决问题。

这个观点我们不认同，50天以内的流产和3个月以上的流产完全是两个概念。当然，按照现代医学来说，如果怀孕超过了三个月，就不是人工流产了，是引产，不仅需要子宫收缩，还需要扩张子宫颈，娩出胎儿，是一个完整的生产过程。在我们临床来看，40天、50天的时候，或者是之前处理小孩肯定是不利于身体的，到了三个月以后再处理，这个影响就小得多了，而且，对母体反倒是稍有好处的。

因为这个生命胚胎，在三个月以前生命力不够强，子宫还没怎么膨大，得到的锻炼还不够，适应能力就不好，在这个时候处理孩子，子宫内膜受到的伤害很大，甚至是致命的。一定要做人流的，我们建议在怀孕三个月以后再做，对子宫内膜的伤害要小得多。

40～50天的时候，孩子虽然有胎音，看起来是个小胎芽，其实他没长出有实质性作用的器官，尤其是肝、肾这些重要的"先天之本"还没长成，也就是说，这个时候的胎儿，像一个刚刚烧制好的泥娃娃，尽管有了初步的形象，但是还没有生命力。他完全依靠母体的给予，包括热量、营养等等，母体也自动地将大部分能量用来供应胎儿，这个时候的胎儿和母体都是脆弱易受伤害的。在这样的情况下流产，不是摘树上的一个果子，而是砍树上最发力生长的枝干，直伤根本。

而等到三个月以后呢？胎儿的脏腑初步形成，尤其是肾脏的形成，使他开始拥有自己的"能量罐"，吸收母体的阳气之后，运转起自己的动力系统，开始有了自己的能量，能够反哺母体，减轻母体的负担，使之又有了相对充足的能量来保护自己的身体。这个阶段呢，子宫能力已相对稳定，主要是内膜生长得坚韧，有了抗风险能力，身体的免疫功能增强，这个时期做人流，对子宫的伤害就会减到最小。这就是母子关系：子病及母，母病及子。母子关系在肚子里头就确立了，三个月以后他们俩就能相互既济，相互推进了。妊娠呕吐在3个月以后就自动消失了，为什么？就是这个原因，阴阳和谐了。民间有种说法，就说女人在生育之前身体不好的，借生孩子这个过程就能把身体养好，就是因为孩子反哺了母亲。三个月以后再处理孩子比较好，也是这个道理。

但是，现代医学正好相反，怀孕三个月以后就不建议你做流产了，这就是中医和现代医学的不同了，应该说，现代医学虽然拥有很多先进仪器，可以清楚看到胎儿的生长过程，但它对生命的真实含义，对母子之间的互动关系关注得还远远不够，就因为缺了这一层的考虑，使得有些结论过于短视了。现在来看不孕不育的人中，原发性不孕的人不多，就是说子宫没有受到过伤害，仅仅是因为生殖系统先天性发育不良而不孕的人，不算多。继发性不孕的比例非常大，这些人很大一部分都有过流产的经历，过早的人工流产，伤害了身体的阳气，子宫的能力。

06. 女人当爱惜子宫内膜胜过脸面

|田原笔记|

关于女子的美丽，自古有许多传说，许多修辞。"北方有佳人，绝世而独立"、"美人一何丽，颜若芙蓉花"……貌美如花，长青不败，是万千女人心中的梦想，女人把钱花在红妆上，是总也不觉心疼的。

王氏女科传人却说："不要攀比容貌，也不要攀比你家住三楼，我家住别墅了，咱就要比比谁的子宫好。这是真女人，厚德载物，这是你女人应该有的东西，应该比的东西。"

确实，子宫好，女人才好。子宫的脸面——子宫内膜，对女人而言，它远比外在的这张脸面重要。

呵护好子宫内膜，美丽才真正由内而外。

|王氏女科|

子宫内膜的健康，来自于健康的生活方式，女孩子们自己要知道，一个好子宫是女人最重要的财富，不要以为子宫的承受力是没有上限的。

保护子宫内膜，首先要清楚什么东西会伤害子宫，前面谈到情绪、流产的不良后果，但要全面来理解，来看待子宫和它的变化环境，可以借鉴宋代著名医家陈无择的"三因论"，他做了一下大的分类，让人得病的主要原因有三类：内因，外因，不内外因。

内因，其实就是中医里说的七情过极，包括喜、怒、忧、思、悲、恐、惊七种情绪，它们从身体里生起，比方说"怒"，生气，就像在身体里生起龙卷风，气不能领着血正常运行，把原来好端端在脉里走的血往头面上推涌，所以我们看到的，暴怒的人都是脸红脖子粗的。女人天生情感比较细腻，敏感，这有好的一面，必然就伴随有不好的一面，情绪起伏大，波动多，一会儿晴，一会儿雨，子宫这个小宇宙的气象就是身体大气候的缩影，内膜的变化周期和变化幅度就会出现紊乱。其实，早在《黄帝内经》里，黄帝就说了有"九气致病"这一回事："余知百病生于气也，怒则气上，喜则气缓，悲则气消，恐则气下，寒则气收，炅（热）则气泄，惊则气乱，劳则气耗，思则气结。"每一种情绪对应气的一种失常性运动，导致不同的疾病。女孩子由于每个月有月经的排出，算是阴液的一种流失，气会相对有余，情绪稍有起伏，气很容易就被煽动起来。

外因，是存在于自然界里的六种极端性气候：风、寒、暑、湿、燥、火，中医里统称"六淫"，这是我们人类生存的环境，生活在不同地方的人，所遇到的气候会有不同，但都有一个主色调，比如说岭南地区偏湿热，当地人就容易患上偏于湿热的疾病。

内因和外因很容易理解，一个在身体里边，一个在身体外边，陈无择的高明之处就在于他还提出一个"不内外因"，专指那些"有背常理"的行为伤害，如"饮食饥饱，叫呼伤气，尽神度量，疲极筋力，阴阳违逆，乃至虎狼毒虫，金疮踒圻，疰忤附着，畏压溺等"。常理是什么？这是关键，现在很少有人清楚自己的身体有什么规律，有什么宜忌，其实，我们每个人天生都只拥有一样东西，就是自己的身心，尤其是身体，什么是有利于生命延续的，什么就是该做的，这就是常理。人生天地间，每一个呼吸，都本该是符合大自然"呼吸"节奏的，那些因为不遵循规律而对身体造成的伤害，就是不内外因，流产呢，就是典型的"不内外因"。

这"三因"往往是交织存在的，轻则埋下妇科病，重则身体元气大伤，很多妇科病陆续找上门来。头一个就是避开七情内伤，情绪不好了，自己主动宽宽心，别轻易动肝火，或者放纵自己沉浸在忧郁的情绪里，这些不良情绪会使身体内机能悄悄发生变化。凡事想开一些，我们建议，不管男人，还是女人，都吃一些加味逍遥散，每天吃一次，它比逍遥散原方多加了一味生姜，同时起到温补阳气的作用。在城里生活，节奏快，压力大，逍遥散让身心都逍遥起来。

07. 早日看出子宫内膜癌迹象

| 田原笔记 |

我们常说，经风雨才能见彩虹，做人做事都要经历磨练，才会变得更成熟，子宫也一样需要锻炼，它就好比是一个懵懂无知的少女，注定要经历一些事，一些过程，才能成为一个韵味悠然的妇人。

然而，锻炼是讲究方式方法的，正常孕育孩儿的过程，就是对子宫最好的锻炼，可以把这个过程，比喻为母亲与孩子的一场"恋爱"，这里面有甜蜜，有期待，有惶恐，最主要的是，有毫无保留的付出，和亲密无间的回馈。恋爱使人成熟，生儿育女的过程，则使女人的子宫成熟。

中途夭折的孕产，也许是因为母亲自身还不够强大，也许是因为受到了外来打击，这些事情偶有一次无可避免，反复发生却是因为不够在意，子宫因此而伤痕累累，内膜增生，功血不止，这时候，最大的危险就是内膜组织发生异变，恶化为癌。

在出现恶变以前，从哪些迹象中可以读懂子宫？

| 王氏女科 |

子宫内膜增生这个病，如果反反复复在流血，一直治不好，会陆续出现各方面的问题，比如说情绪容易失控，爱生气，这是因为肝血走得厉害，伏不住肝气、肝火，有了火就爱生气。然后是眼睛干涩，"肝开窍于目"，眼睛是需要肝血滋养的，肝血不够，眼睛就发干、发花。甚至于最严重的，会出现恶化，病人都很担心内膜出现恶性变化，其实，大转折性的变化都是有先兆的，这个在我们来说，及早发现，可以提前用一些预防癌变的药，能够控制住，调理好以后就不会再继续发展了。

子宫内膜癌变的一个先兆是咽疼，就是咽喉痛，伴有口苦感。如果说人体上上下下有什么联系，子宫和咽喉之间就有明显的对应关系，子宫里边的内膜和咽喉里边的黏膜，是同一类组织，在它们的背后，有肝经在上下联系和沟通。再一个是肚子疼，阴部疼痛。跟生小孩的感觉一样，疼、憋胀、下坠；还有就是白带走脏东西，黑的、红的、黄的，还夹有血，咖啡色的，有异味。

这些症状就表明子宫内膜开始发生变化了，身体已经给出恶变的信号。在这些症状初出现时，我们就要用上抗癌的中药了，如果症状比较重，到癌症的中后期了，我们就不介入了。针对子宫内膜恶病，我们用的中药是七叶一枝花，也叫七叶莲，能有效预防恶变。这种花，也许可以解读为女人花，七个叶子围生一簇花，"七"是女人的生理周期数，很奇妙的一个数。中医是脱生于易经，脱生于道学的，易学里讲有象和数之间的联系规律，这些规律体现在一草一木上，根据它们的象，就能读懂它们的数，就能为治病、疗伤所用。民间有个谚语：七叶一枝花，深山是我家，痈疽如遇它，一似手拈拿。七叶一枝花长在深山，在药性上，它能深入腹中，清除身体深处的内热。子宫，其实就是女性最深处的部位。

用药控制了以后，最容易勾起陈年老病的就是不好的情绪。中医讲七情致病，喜伤心、怒伤肝、悲伤肺、思伤脾、恐伤肾。女孩子，但凡是有了这种病的，月经出现过不规律的，总会有惊恐心理。上个月不正常多走了几天，这次到时间没来，再后来，不该来的日子来了，一见血就怕，见到血块更怕，怕月经完不了，老想着赶紧完。整日担忧、害怕，恐伤肾啊，肾主胞宫，这又加重了肾脏的负担。再一个，肝和肾是母子关系，肾为母，肝为子，肾水养肝木，肝血走得厉害，肾气不足，心里就老会有浮躁、不踏实的感觉，一爆发，一生气，又会反过来克伤脾土这个后天的气血生化之源。所以，我们在开方用药的时候，总强调这个肝的问题，要解郁，疏肝，补肾养肝。

　　还要重点强调饮食，一旦出现了子宫问题，生、冷、甜、辣的东西都要忌口。

　　随着年龄的增长，到50岁左右，慢慢地绝经，子宫内膜再不会有周期性的大变化，内膜癌这一关，就安全通过了，软着陆了。

子宫第五乐章·**女儿家，以阴为身，以血为本**

举目而视，男人多伟岸，女子多柔情，生命为何，自己为何？天地生人，怎么就这么分了男和女？看着走在繁华都市的女人，粉妆迷彩的女孩们，走在"美丽新世界"里。在这个"美丽新世界里"，哪些女人失去了爱情？失去了痛苦？失去了思考的权利？失去了创造力？失去了个体的自己？是否健康与生命就将毁于我们"热爱的东西"？女人，不知不觉间，有过打量自己，是我吗？我是谁？这一路下去是否依顺了天性？

这个念头一发不可收拾，它通向了女人与生而来的根本属性。从一个女婴儿到一个女人，"被告知"与"亲身证得"终究是不同的。我们在默认的既定方向中度过每一天，不免生出几丝难以释然的疑惑，对女人之一生的探索欲望。法国女哲人波伏娃曾在她的《第二性》中质问：女人是什么？并非单纯的女性器官，也不是用细粉和罗裙雕琢出来的飘逸和曲线，而是并非以男性为参照物的女性气质。

纵观女人的一生，从嗷嗷待哺的婴儿，抽高长成美丽的少女，经历困惑和忧郁交织的青春期，再逐渐成熟，或生儿育女，或独酌自由，时光又匆匆蒙上暮色……这个过程，对于女人来说，是漫长的，也是短暂的。这一路走来，喜怒哀乐，冥冥之中都似被一条无形的轴线牵引着，张力有大有小，但它是女人一生的大局，充溢在女人的每一朵笑颜和每一滴泪珠里，律动着女人生理与心理的周期性变化，这种规律，微妙地影响着女人的身心。

也许，"女儿身"就是我们生之真理。

01. 开心是女人的灵丹妙药

|田原笔记|

中医妇科名家柴嵩岩说：现在农村女人得的病，不如城市女人多，因为她就想着我能挣点儿钱，回去盖个房子，她不想别的；北方女人的病好治，南方女人的病不好治。个中滋味全由个人品味吧。

有句笑谈，说古时候不让女人出来工作是因为女人太聪明了，她们一出来，男人们的地位就要不保了。现在有很多女人收获了事业的成功，受人尊敬。还有很多的家庭中，男人和女人一同奋斗、成长，比肩而谈，共商国事家事天下事了。应该说，现代生活的自由开放，让男人和女人都更容易找到心灵的伴侣。可是呢，有一个矛盾，越是事业成功的女人，越是难逃妇科问题的纠缠。

|王氏女科|

事业成功的女人，物质生活和精神生活都不会匮乏，她们的问题反倒是因为生活得太现代、太丰富、太刺激了，七情起伏大，生活"戏剧

化"。况且，把事业和家庭兼顾好，真是不容易，遇到的难事多，并不是每个人都能平静看透，巧妙解决的。

所以我们很愿意跟病人聊天，有时候，闲谈更容易体会她的生活状态，了解她疾病的来龙去脉，心病好了，身病就去了大半。

前些日子，有个50多岁的病人经朋友介绍过来调理身体，这个女老板的事业做得很大，开了很多连锁的房地产公司。我们聊天，我问说你这么大规模地干一年，赚多少钱？她说记不清了，以前刚开始做生意，每赚一笔钱都特高兴，即使只有一万块，都高兴。现在做大了，底下有人帮着管理，自己反倒对那些细节、数字没感觉了，就觉得日子过得很没劲。老了，心有余而力不足的状态让她沮丧。她说：我年轻的时候很漂亮，那时候很穷，买不起化妆品，但那种健康，那股生气，那个漂亮，真是现在连想都不敢想的。

这种长期低落的情绪，会让身体变得松懈，这个女老板，人到中年，身体有些发福，面部发肿，她也不是特别胖，就是看上去整个人不结实，眼睛没有神采，脸上长了很多斑。她就用化妆品来遮盖，用束腹裤来收腰。我跟她说，可以帮她找回年轻人的状态，她很高兴，没事儿就带着东西来看我们，方子没吃几副，她已经有大变化了，整个人精神了，看起来瘦了，黄褐斑也淡了，你说这单纯是我们中药的功劳吗？不完全是，最关键的是她恢复了自信，心情好了。

现代医学说大脑是人体的中枢，幸福感打这儿来，欢喜忧愁也都由大脑控制，但我有一个观点，脑子不过是个"用"，心肝才是"体"，它们是"体和用"的关系。脑跟四肢一样，是用来动的东西，心才是君主，脑子就是个跑堂的，应该这样理解。所以中国人不说"动脑子"啊，西方认为思考就是"动脑子"，实际上是脑子在想吗？中国人说的是"心想事成"，心脏如果不供血，脑子没法儿用，我想是这个道理。

在这块儿有一个争论，从上个世纪中期，尤其五六十年代之后，中国的心理学，受苏联一个叫巴甫洛夫的学者的影响，做了很多研究，包括医学心理学这方面的研究。巴甫洛夫通过各种动物，做了一系列复杂的实验，创建了高级神经活动学说，认为动物的行为是因为受到环境的刺激，将刺激的讯号传到神经和大脑，神经和大脑做出反应而来的。这种学说进入到中国之后，把中国人传统的"心主神明"，这个神明，转手给了脑子，说脑子才是主宰身体一切行为的长官。其实这个东西和中国传统医学、传统文化是格格不入的，但是由于咱们上世纪50年代之后，一切都向苏联学习，在科学上，在心理学上，在医学上都向人家学习，使得他们的学说成了主"体"，咱们老祖宗这块儿反倒成了"用"的东西。

其实，我觉得还是老祖宗说得有道理，心为"体"，脑为"用"，脑子和心的关系就跟我们四肢和心的关系一样。脑子动得过多的时候，最先报警的是心，心脏不好的人，动脑子动多了，心脏会不舒服。老人说：勤动体脑，不动心。这是做学问的真正法门，越是忙碌，事务越多，心越是要静。为什么中医不说"耗脑"而说"暗耗心血"？大脑这个"用器"缺心血、缺心神了，运转起来特别紧张，其实都是心脏的问题，心脏供血不足了，被卡住了，或者是在半路上被耗费了，这些干扰因素就是七情，就是心的天气，急风骤雨、雷声震天，这都会干扰气血的畅行。心静，从容，气血和顺，思考、干活就会顺心，越干越开心，越有成就感，同时，身体也越健康。我们看那些心胸开阔的大家和大医，身康体健的，都很高寿。

一个不够快乐的人，他（她）的肝经，像一个挂满了灰尘和蛛网的房间，这些灰尘和蛛网你一天不去在意它，不去清理它，随着日久年深，就会越积越多，肝经堵塞、不通透，人就越来越不快乐。形成这些灰尘和蛛网的原因，常常是生活中的琐事，有时候，可能只是跟爱人的一次吵架，或是跟领导闹了一次别扭……这种情绪的波动，如果不及时化解，会在身体里留下痕迹，在肝经中多蒙一层灰尘。

做我们这个行业，一旦你对病人用心了，其实也是一件非常痛苦的事情。因为你知道，在你这儿治疗的病人，她得到幸福了，但是还有那么多治不到的人怎么办？最急的是，她还不知道很多不在意的事情，甚至可以影响她的一生。就在这里再三地告诫女孩子们吧。女人天生有经带胎产的生理特点，血常不足，气常有余，要打开自己的心胸，让身与心，这些对应的"用"与"体"愉快工作。"开心"，就是这么简单，但却是防治女人病的第一大法，女孩子们，应该把开心当成自己一生经营的事业。

02. 汗毛重，留心卵巢的发育

| 田原笔记 |

　　罗马的一位诗人说过这样一句话："不要让你的腋下长出山羊般的汗毛，不要让你的腿上盛行黑黝黝的胡须。"他说这句话的时候，是从一个男性的角度，希望女人都能拥有看上去光滑、细致的皮肤。其实，这种光滑、细致，汗毛的长度和数量恰当，也是一个女人是否健康的表现之一。结果现在这句经典的话，被好多宣传脱毛产品的人当成了广告语，建议女人们脱毛。汗毛的轻重，对女人来说到底意味着什么？将之刮除，视而不见，是否也忽略了"汗毛重"的真相？

| 王氏女科 |

　　且不说汗毛的问题，我们和一些女娃娃闲聊的时候，经常会发现一些这样性格的女娃娃，倔，有些傲慢，孤芳自赏，多愁善感，容不得别人说，更不能跟人争吵，哪怕是亲人，一句话没说对，马上"掉脸子"，刷刷流眼泪，喜怒无常。在一般人看来，这女娃娃怕是有些抑郁

的倾向，但是，从中医的角度来说，这些性格特征与健康、疾病有着很隐秘的联系。

这些女娃娃的性格，已经意味着她五脏六腑有了失衡，说得具体些，已经意味着她的生育机能出了问题。你仔细观察的话，会看出这些女娃娃大多皮肤白皙，但胳膊腿的汗毛比一般人重，从现代医学的角度来说，是她的激素分泌出了问题。具体到妇科病里来看，这是卵巢发育不好的表现，这些女孩子，月经不正常，好久不来一次，大多数人的胸部发育得也不够饱满，是多囊卵巢的一个信号。

多囊卵巢是怎么回事呢？

我们从现代医学的解剖生理学的角度，先了解一下卵巢。女人的卵巢相当于男人的睾丸，是育种子的地方。成年女性的卵巢和她的拳头一般大小，分为外边的皮质和里边供送营养的血管、神经和肌肉，里边这些统称为髓质，皮质就是卵子的仓库，从一出生开始，就储存有200万个初始卵泡，每一个卵泡里含着一个卵母细胞，这是卵子的前身，然后还有一些颗粒细胞。女娃娃进入青春期后，这些初始的卵泡开始发育，膨大，生长周期就是一个月。排卵其实是月经的一个启动力，卵泡发育成熟以后，就会跑到卵巢的边缘，继续膨大，突出于卵巢的表面，形成卵丘，卵丘的外膜像吹小水泡一样，变薄，变亮，最后破裂，释放出卵泡液，卵子就顺着这些营养液游了出来。在卵巢的外面，输卵管的"小手"早已恭敬地等着了，就像捧起珍宝一样把卵子捧回了家中的厅堂——输卵管壶腹部。精子就到这里来和卵子结合。

排出卵子后的卵泡就瘪了，像一个开了个口子的膜兜，口子处有破裂的血管，血液流进兜里，形成血块，叫做血体。慢慢地，口子被补上了，里边的颗粒细胞发生了一些化学变化，和血体一起变成了黄体。大约在排卵后的第七八天，黄体发育成熟，分泌出孕激素和雌激素。如果卵子受精了，黄体就一直发育，为受精卵的成长环境提供足够的孕激素和雌激素；如果卵子没受精，黄体就萎缩了，退化了，成为白体，身体里的雌激素下降到一个月的最低点，月经就发生了。身体又进入下一轮循环。

多囊卵巢里边的卵泡总是发育不良，长不大，成熟不了，也就排不出卵子来，子宫的内膜增生以后，得不到泄洪的指令，就没有月经。这样的话，就是没有卵子、没有月经，怎么能怀孕呢？这在治疗不孕不育疾病中，是比较难的科目。

现代医学认为多囊卵巢是治不好的，只能通过药物或手术暂时性地促使她排卵、来月经。用药，就是调节她的激素含量，降低雄激素含量，提高雌激素和孕激素水平。雄激素过多是促使她毛发浓密的原因。雌激素和雄激素很好理解，一个是女性特征，一个是男性特征，当然，男人和女人并不只有其中一种，而是两种都有，就像阳中有阴，阴中有阳，只不过大环境分了阴阳。但孕激素就是女人特有的了，它能促进乳房发育，增加子宫的营养，让胚胎顺利着床，在女人怀孕以后，它像镇静剂一样，降低子宫的兴奋度，给胚胎一个安静、舒适的生长环境；并且，它的代谢产物能让体温增高，所以在排卵后，女性的体温普遍都要升高0.6～1℃左右，这也是在为胚胎着床做准备。

手术促排卵就是在卵巢表面的卵丘凸起处打孔，希望卵泡排出卵子来。

这些方法都是暂时性的，用过以后，身体还会回到原样。而且，不客气地说，这些方法会使这些女孩子的脏腑失衡雪上加霜。

卵泡发育问题，在我们中医来看，它远远不是绝症，是可治的，它的根源在于血海的空虚。因为多囊卵巢综合征的典型表现是多毛，月经稀发，好几个月才来一次，也有根本就不来的，属于闭经的范畴，这在中医里属于虚证，血海不足，怎么能下得来血呢？用激素、用手术让身体排卵、下月经，相当于"竭泽而渔"，把身体里本来就不多的一点血给挤没了，生命力流光了。治疗的时候不能急着让她排卵、下月经啊！得把里边的血海填满，蓄足水源，水满自溢，经水自然来潮。做医生的，不是说光让她排卵、怀上孩子就完事了，得为病人将来的生命负责！

我们说过，月经有两大源头：肾精和脏腑余血。

对多囊卵巢的病人来说，主要是一个发育的问题，一个先天性、原发性的问题，这些问题责之于肾，肾阳不足，命门火衰，或阴阳两虚；其次才是其他脏腑的失衡，现在的女娃娃得病多，和现在的后天因素有关系，饮食不规律、不节制，零食吃太多，打乱了脾胃生化气血的过程，肝藏的血也自然减少。

在治疗上，用药特别需要和卵泡发育的三个阶段相应调整，这也是治疗妇科疾病的一个大原则。28天的生理周期，同一个药，一个方子，不是每天吃都一样的，效果差很多，所以我们看到古代医家开的方子，会写明"经前几日服用"，或者是"经后服用"。卵泡的发育分为生长期、发育期和成熟期，分别是月经后第5～10天、第11～16天、第17～25天。第一阶段以补肝肾养冲任为主，调和气血使精血充盈，为卵泡的后续发力生长打基础；第二阶段是肾中阴阳转化的关键时期，是受孕的好机会，以温补肾阳，填补肾阴为主；第三阶段，卵子已经排出，如果想要怀孕，就肝肾同调，两头供养，让黄体发育健全，促使子宫里的土地进一步增生、肥沃，为受精卵的着床打基础。

这样有阶段地调理一段时间之后，身体有了壮实的后盾，慢慢地，排卵和月经就正常了，汗毛也会褪去。

03. 祛斑养容颜，活血比补血更重要

| 田原笔记 |

女人如花，是人世间的一道美丽风景。其实，女人除了灵秀如花，性情如花，还有一点跟花儿也非常相似。那就是花容长斑。

当花儿的根茎出了问题，或是感染了病菌，或是被虫子嗑了，病痛一定会反映在花瓣上：发锈。

女人，也常常遇到长斑的问题。现在的资讯很发达，很多人已经知道了面部长斑是因为身体里有瘀血。

但是，女孩是否也知道，很多斑点往往跟妇科疾病共同存在？

| 王氏女科 |

女人的一生都离不开一个"血"字，很多生理活动都会导致大量的失血，比如每个月的月经来潮，比如生孩子……所以现在好多女孩子非常看重补血，会多吃一些阿胶，吃一些大枣，市面上的女性保健品也都贴上了"补血"的标签。

但这里边有一个问题，就这么吃补血品，能有效补进血去吗？比方说一段河流吧，它的下游干涸了，原因有两大类，一个是上游的水源不足，一个是上游或中游有地方发生了淤塞。不足的可以补，不通的光靠补就不行了，从上游补再多的"血"进去，下边有东西堵在那儿，新鲜的血液怎么也到不了缺"水"的地方。很多女孩子觉得自己精力不济、月经不足、到处发干，口干、皮肤干，像缺水、缺血，但其实大多数情况下是有瘀有滞，不通了。

　　我们中医在看妇科病的时候，比如子宫内膜出血、卵巢巧克力囊肿和输卵管堵塞等，都很注重一个活血化瘀。形成瘀血的原因有很多，比方说寒凝血瘀、热灸血凝等等。大多数人，特别是女人受寒了，就会阳气不足，无力推动血液，无力温暖血液，血液就沉积下来，像水结冰一样凝结了，哪里凝结哪里就出现了囊肿、肿瘤……这些变化，都藏在身体深处，平时很难察觉。但是身体的"大河"有着无数分支，散布在体表上，面部就是一个观察站，气色里藏不住任何秘密，那些斑点就是一个信号：身体的血液河流不通了，快想办法疏通一下吧。

　　活血化瘀，这在中医里，其实是一个通行的大法。但在用药上，各家有不同，毕竟草药里面用于活血化瘀的药有很多种，哪个医生善用哪一种，或者是对哪一种更有感觉，就有自己的体会在里边。

　　一般大夫用红花、桃仁和三七，特别是三七，但凡活血化瘀都把它用上，"金不换"的名头越来越响，价格也越来越贵了。我们家很少用三七，就用血竭，在治疗子宫内膜出血这方面，只用血竭，作一个辅药，和其他的药一同起作用，它的量不是太大，一般就用十几克，算一个得力小帮手吧。三七和血竭，它俩虽然同样是用来活血化瘀的，但这里边还有一层细微的差别：三七是五加科植物，和人参同一个科属，每株长三个复叶，每个复叶上生七个小叶片，所以叫三七，性温，味甘、微苦，是止血中又行血补血的要药；血竭则是棕榈科麒麟竭的树脂，现在也有用龙舌兰科剑叶龙血树或柬埔寨龙血树的树脂来代，性平，味甘、咸。树脂是什么东西呢？就是树的血啊，树被刺了口子，会在伤口处流出树脂，这些树脂，能封住伤口，帮助伤口愈合。在中医里说，血竭除了活血散瘀、止血定痛，还有一个"生肌敛疮"的功效。妇科病，往往会在子宫和子宫颈的内膜上有一些病变表现，或轻或重的有宫颈糜烂，用血竭更能照顾到这些内膜的愈合，毕竟这些内膜每个月要产生一次月经，脱落后又要重生，生长力、愈合力不强，就容易成为潜在的病位。

所以说，妇科疾病的问题，长斑的问题，通比补要来得重要。要我们说，还要疏肝气，还要吃逍遥丸。这逍遥丸不仅防治很多女人病，也是美容的法宝。肝藏血，肝又主气机的升发，把它安抚妥当，身体里的血液生、化和运行自然顺畅。

有人可能会说，你说来说去就是一个疏肝，就是一个逍遥丸。其实大道至简，咱们去游乐场，看那么多大型的、复杂的机器，能启动和关闭它们的，不就是机房里一个小开关吗？中医管这个"开关"叫做枢机，肝就是这个枢机。

04. 家庭主妇，一定要养肝护肝

│田原笔记│

女人的身体是什么？女性是感性的，更容易受到社会、家庭等物质因素的困扰，其内心情感更容易动荡不安，只有具备了"养阴"的观念，才可能达到内心的贞静，以此保存一个"妇道"的身体，这个身体才是健康的。因为只有这样才能成功地保护身体中的"真阴"，免受损耗。这个时侯的女人一定是性情温柔、从容不迫的，也就能够获得真正的健康幸福了！而从积极的意义上来讲，这个"养阴"的观点，是女人身体的最高诉求和自我救赎之路，以此获得性命的自我感知和重视。而且，女性的"养阴"直接关系到后代，是女性身体文化的最美华章。

从中医的角度来说，如果一个女人的肝胆之气比较旺盛，这就是很多"女强人"所拥有的特质，她们能干，有成就一番事业的潜质。但也恰恰是这类女人，家里、单位都很操劳，渐渐地，从起初的激情洋溢变成了抑郁体征。有狂躁的表现，也有郁闷不得宣发。很多这样的女人，收获了事业和财富，却丢失了自己的性别。

| 王氏女科 |

实际上，历代中医已经为我们确立了有关女性疾病的诊疗标准，意在疏肝和健脾："血者，水谷之精气也，和调五脏洒陈六腑。在男子则化为精，在妇人则上为乳汁，下为血海。故虽心主血，肝藏血，亦皆统摄于脾，补脾和胃，血自生矣。"

这个理解很简单，就是要让每一个结了婚的女人，不管她年纪多大，只要她嫁人了，就要树立一个观点：养肝、护肝。永远记住一句话，女人，逍遥才美。肝气一逍遥，百病自然消。

结婚以后，和做姑娘时候的生活就不再一样了。女孩子在处理婆家、娘家和自家几头事时，容易纠结，东想想，西想想，肝主谋虑，又管情绪，很内耗的。生了孩子，跟没生孩子以前更是不一样。

另外就是非正常的流产，造成了很多暗疾，疾病在早期就已经潜伏下来了，到中年的时候有了一个爆发机会。尤其是脾气不好的人，事情一多，经历一多，心里攒下很多不好的情绪，这些情绪内伤，大部分是肝经的问题，肝气郁结。有不少人出现忧郁情绪，忧郁引起月经不调、饮食不节、睡眠不好、腹胀、大便失调等，忧郁可以引起好多病来，甚至是现代医学说的绝症。中年女人焦头烂额时，不少人会出现假象的高血压，它其实不需要治疗，疏理肝气，把情绪调整过来，血压就下来了。所以但凡来我们这儿看病的人，只要她结婚了，很大一部分的病，都要以逍遥散为主。我们有些时候，有治不了的病人，很多都是顽固性的肝气郁结的病人。

现实生活中，夫妻吵架，争斗，甚至离异，这在很大的程度上是对双方的伤害，尤其对于女性身体的伤害，不可低估。其实，根本还在于如何理解"夫妻关系"。把夫妻关系摆正了，磕磕绊绊都是小事，都能被对方所忽视、包涵。过去人都说"不听老人言，吃亏在眼前"，这话还真是不假，我们国家的传统文化特别推崇儒家学说，认为"夫妻义重，父子情深"，而不是现在人一口一个的爱情，这种文化是很有凝聚力的。如果说夫妻以爱结合，爱情逝去了，难道就该分手？或者说夫妻因容貌而结合，年老貌褪，难道就可以离婚了？"一日夫妻百日恩"，恩义就是夫妻之间的"礼"，你对我好，不离不弃，我对你也是好，不会负你。其实这就很单纯了，和容貌、金钱、权贵没有关系。夫妻和乐，相互体会到对方的付出，对老人自然也就懂得怎么去包容、去孝敬了。工作上也是这样啊，付出，为别人着想，领导和周围的同事、下属也都会支持你。人情往来都顺利了，就没有什么大纠结了，小摩擦都会自然地化掉。

05. 被嫉妒挡在门外的精子

| 田原笔记 |

张爱玲在她的《谈女人》里说过这样一句话：一个男子真正动了感情的时候，他的爱较女人的爱要伟大得多。可是从另一方面看，女人恨起一个人来，倒也比男人持久得多。

所以说，身为女人，拥有一颗平和的心很重要。

有一对开小卖部维持生活的夫妻，来看不孕。夫妻俩多年没怀上孩子，这位太太有时就埋怨起了丈夫。其实他俩的问题，出在太太的脾气上……

| 王氏女科 |

对于这种情况，中医里有个特定的病名，叫"嫉妒不孕症"。这个嫉妒，说的不光是普遍意义上的嫉妒，它包含了一系列阴霾、负面的情绪，比如忧郁、愤怒、悲伤等等。

人一起了嫉妒心，就要气肚子（生气）！俗话叫憋气。《黄帝内经》中说"二阳之病发心脾，有不得隐曲，女子不月"。所谓"隐曲"，就是一些心里纠结着、放不下的事儿，又不能跟别人说，只能放在自己心里反复地琢磨、猜想，结果就影响了月经，月经来得不正常，孕事必然出问题。

而到了《傅青主女科》中，更直接说到情绪与不孕的关系："妇人有怀抱素恶不能生子者，……谁知是肝气郁结乎！"就是说，一个气量小的女人，长年怀不上孩子，其实，她是肝气郁结了，肝气一郁结，就跟发生连环车祸一样，影响到其他的脏腑。肝木克脾土，肝气不舒，上犯脾胃，气得吃不下去饭。而且，腰上的带脉也跟着堵塞。

子宫的邻家都被郁结的肝气顶着了，子宫也气鼓鼓的，对精子也不客气，就很难怀上孩子了。古代的女人比较单纯，那时候就是不让出来，在家里边呆着，大多数没有文化，她知道的事务很少，这样的情况就相对好一些；有知识有才干的关在家里边，不得舒展，久了就会有一个嫉妒不孕症。以皇帝的女人为首，一些大官、大财主，娶了好几房的媳妇，越盼生个儿子，就越是连个动静也没有。肯定没动静啊，三房嫉妒二房，二房嫉妒大房……肝气都不疏，就都不怀孕。有的是男人新娶下的第七个老婆生下孩子了，前面的老婆就不生孩子了。这里边，有一个原因是男儿娶的老婆多了，有一些损伤，但女人的嫉妒心也是很重要的一个因素，这里边包括现代医学里说的抗精子抗体型不孕症。

平遥县机关里头工作的一个女人，瘦瘦的，她结婚15年没有孩子，就查了一次，男女双方都好，就是有点抗体。抗体一直解决不了。在现代医学里说，实际上是酸碱失去平衡了，内分泌紊乱。我就告诉她，你就先不要生孩子了，你先吃吃药吧。她这个不孕啊，是有前提的，因为周围的人家都是生了孩子的，就她结婚之后没生孩。其实她和爱人感情挺好的，倒是因为旁人都在说她，婆婆说她，小姑子也说，你嫁过来多少年了，没有孩子。人家都会看不起的。这个大环境造成了她的压抑，这类似于以前女人的嫉妒心。

这种病，必须先从心情上让她放松，肝气不舒，吃什么药都没用啊。我给她开了调理的方子，但不告诉她有帮助怀孕的药效，只跟她说，让你吃的药对你有好处，但是你不要想生孩子。就是先让她放松一些，别让她以为吃了这个药就能有孩子，不能告诉她这个，一告诉她，她就会等待，一等待她就会有焦虑。结果才过两个月她就怀孕了，最后还生了双胞胎，两个女孩。这就是典型的肝气郁结。

好多妇女不生孩子挺痛苦的，她来看病就老哭，哭得我们也伤心得不行。就跟她说，你哭我没法儿开处方，你要不哭了我就给你开。这样的事情真是非常难受的。

因为有抗精子抗体怀不上孩子的人现在越来越多，从名字上就能看出来，这种抗体对抗精子，在精子和卵子之间竖起了一道防线。这种抗体在男性、女性的体内都可能产生，女性产生的几率要更大一些。

现代医学认为，存在这种抗体的女性，一般有过子宫内膜炎、阴道炎和输卵管炎等炎症史，直接原因则通常是因为在经期、产后发生了性交，子宫内的一些残留物质还没有清理干净，或者生殖器官异常出血，这个时候，精子就跟女性的血液有了直接接触，这"俩人"平时谁也不认识谁，血液中的免疫因子偶然见到了"陌生人"，直觉认为是敌人，于是启动了全身免疫系统的一级警报，这以后，一见着精子就扑杀。

中医对于这类不孕症的解读就更奇妙了，它完全源自女性天生细致、敏感又易受影响的内心世界，是肝气郁结的结果。她去看医生的时候，负责任的医生首先应该帮助她跨过心里这道槛，让她不要老想着生孩子的事儿，先放松心情。肝气郁结不是一天两天形成的，在这之前，每每情绪不好，肝气就受到了影响，肝经像一条发生了交通事故的马路，到处拥堵。

有位同行，治疗抑郁症（中医里属肝气郁结证），就用针灸的方法。他的道理很简单：人们都认为情绪出了问题，才让经络堵了。情绪这回事，很难解决。但是，他巧妙地想到：反过来说，也有可能现在的问题已经不在情绪上了，反而是经络的长期堵塞，使心情不畅，这样一来，先不说怎么调节人的情绪，先把堵塞的经络通开，你自然就不抑郁了。这也是西方目前比较推崇的身心医学。

我们家一再强调说，结婚后的女人要注意调肝，这个调，不光是调节情绪，疏通交通，让她别老自己制造"肝经上的交通事故"，还得把问题的症结——肇事车辆处理好。

06. 中年女人，别让自己累白了头发

| 田原笔记 |

步入中年，某天早上起来，看到头上的白发又多了几根，不免伤怀。还记得看见第一根白头发的心情，快速地拔掉它，再拨拢头发，试图遮掩些什么。白头发，让人有叶落知秋的伤感。

很多看上去优秀的女人，工作起来不让须眉，但是，她们有人说，怪了，早晨还挺有精神，一过中午，就感觉眼睛酸涩，盯不住东西，甚至头晕脑胀，不停地流泪水；最无法控制的是心情和脾气，不时的忧郁交织着暴躁。

一次，访谈过后，和王氏女科谈到自己不断发白的头发，大哥长叹一声，语重心长地说：田老师，你这是累的呀。是啊，我何尝不知道自己过于辛苦，但是，这也是心中的一个纠结，事业充满了激情和热爱，身体却一直在透支……

| 王氏女科 |

你这个白头发呀，要我们王氏女科看，不是老了，而是累了。

头发，中医认为是"血之余"，"肾者，主蛰，封藏之本，精之处也，其华在发"，头是人体最高的部位，身体的精华，最轻灵的部分都蒸腾到这里来，头发就能乌黑油亮。

精血同源，精和血就像一对双胞胎，精不足的时候，血可以化为精去帮助它的工作；相反，血不足了，精也可以化为血。肝藏血，肾藏精，两个脏腑之间有着很亲密的关系，它们相伴守在人体最下端，说句大白话，这俩的精血就是锅底那些好东西，头脑用的精气，都是从这里蒸腾上来的。肾阳之火，就是灶下这一把柴火。

头发发白，是肝肾供血供精不足的表现，如果是年近花甲，头发逐渐变白是很正常的，因为肝肾的精血不足是自然衰老的结果，但如果是中年白头，不至于说年老到髓海空虚，大多数还是用脑过度的问题。

本来，人到中年，肾精之气随着年龄的增长，已经开始慢慢衰弱，她的火种正在一点点熄弱，"本钱"也所剩不多，特别是早年有过非正常流产经历的女人，当时的用药和创口，埋下了不少暗疾。不少人在中年后出现了反复感冒、白带和月经异常等症状，就以为自己是最近太累了，很少人会把这些症状和多年前的流产联系在一块儿，其实，这些小状况啊，是最应该盯紧的，要防范暗疾发作。

说起来很矛盾的就是，在工作上，中年却是黄金期，积攒了近二十来年的经验，个个都成了单位里的骨干，要思考很多事情，消耗超过了身体原来的定额分配，肾气就供应不上了。

有些女人，在这个年龄段发现自己心脏好像也不得劲，有时候心跳得很快，发空，有时则是憋闷，连续干几个小时的工作，就要头晕。到医院一查，就说这是血压高，是心脏病……开一些降压药，扩张血管的药物，让你回去降血压。

其实，中年人的高血压往往是个假象，跟白头发是一个道理的，头脑用血太多，肝肾供应不上，就要加大火力，提升输送压力，就像长途输电都用高压电一样，这是身体的自我调节，问题在于两个方面：库存不够、耗用过多。解决方法应该是开源节流，如果单纯为了降低血压而用降压药，精血更送不到头上去，血压是不高了，头脑也不胀了，但其实反而是空转，更容易营养不良，埋下老年痴呆的隐患。

我们山西灵石有位大医，李可老先生，他认为，现代人阳虚的太多了，阳虚得太厉害了，高血压就是阳气不足，清气不上头，浊气上升的一个表现，而且，中医里根本就没有高血压这个词儿。这个观点有一定的道理，肝肾供不上来，确实就是没气力了啊。

大多数医家强调要保养、补肝益肾，这已经说得够多的了，我们更要强调的是，人到中年，要自己主动缓一缓，在工作上、生活上都有意识地腾出一段缓冲期来。为什么那些一累就感觉血压高、心脏不舒服的人一到郊外，或者到外地去度假，血压不用医治就自动下来了？一回到工作生活的城市又发作？其实就是过耗了，医生诊断的心脏病，高血压，都是假象，一种虚证。

这样的病，如果把自己交给大夫去治，这后半辈子都得"跟踪治疗"，不管中医、现代医学，都一样。这种病，不是病，而是生活状态的问题，就得自己治，也只有自己能救自己，特效药方只有两个字：放松。

作为女人，你要相信，到了中年不该再拼命工作，而是让自己从容而有魅力，生活和工作节奏慢下来，过上一段慢生活。这对身体放松大有好处，特别是安全度过更年期后，你的"本钱"就比一直忙碌工作的同龄人要足得多了，以后的路会走得更远。

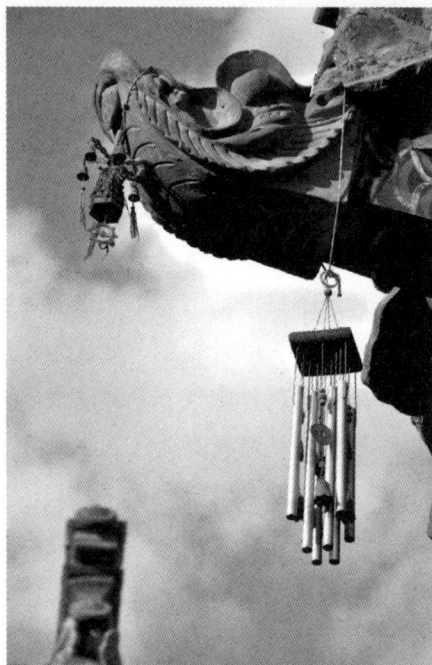

到山西，去了五台山。抬眼望庙宇，看着了飞檐脊兽上的寂寞风铃，一阵风吹过，哗啦啦，清脆悦耳，忽悠悠，随风飘零。不知怎么，想起门前菩提下，虔诚参拜的美丽女尼。是什么让她选择出世，过早摒弃了作为女人的属性？

子宫第六乐章·**重新认识** [liù zǐ]

我知道大家对［liúzǐ］这个名字有多么提心吊胆，当我念及它的发音时，子宫也在轻微颤抖。有人告诉我们，它是突然到来的，就像一场噩梦，生命如同赌博，谁的运气好，谁就可以安然无恙。也有人宽慰我们，没有关系的，医学昌明了，一个小手术，就可以获得重生。还有人对此三缄其口，不愿触及，只有爱人知道她的痛苦：手术后，那些小东西在乳房上出现了，命悬一线。

　　谁在告知着谁？谁在被告知着？我们听医生的？还是听过来人的？

　　为什么在科学技术和信息传播如此发达的年代，大家仍然无法确知自己身上正在发生、将要发生什么？

　　必须迎头去获知，自己拯救自己。

　　接下来的一章，我要写出它的名字了。

　　一起来，解构它！

01. 种好孩子，不生瘤子

［诊室现场］

田　原：你现在感觉怎么样？在这儿吃了多少药？

病　人：一年多了，比以前好多了。

田　原：当时什么症状啊？

病　人：当时西医诊断就说是一个小肌瘤，可是流血不止。刮了宫还是长。两年刮了三次。刮了还增生，反正是老有。去年过中秋节，就不能吃饭，恶心。这个地方呢，跟生小孩的感觉一样，疼、憋胀、下坠。

田　原：现在不疼了？

病　人：不疼了。调理了几个月。

田　原：你今年多大？还有月经吗？

病　人：48，有。之前不正常。不过现在好几个月都正常了。基本上每个月正常来了。仅仅是有时候不准。

王氏女科：她原来的毛病是什么呢？她就是子宫内膜增生。西医确诊以后，用药止血，止不住血，就刮宫，刮完以后出血，第一个月走血走了一个多月，走血走的有馒头那么大一块的血块，用了最尖端的西药，根本治不了。就找我们看来了。我一共给她开了三副药，吃完第一副的时候，还走血，出血好像比原来多，但我就跟她说你不要怕，不要紧张，这是所谓的"逐瘀生新"，还要出，肚子还要疼一阵。吃完第二副药她血就少了，血块也没有了，都是大红的了。用了三副药，就好多了，这是她第八次来了，每次来月经的时候过来调理一下，这个病慢慢就好了。之前西医要给她切除子宫。

田　原：因此切除子宫的女人很多呀。

王氏女科：太多了，太多女人的子宫因为肌瘤被切除掉了。

田　原：她未来的身体情况还能控制吗？

王氏女科：她的子宫内膜情况还没做病理检查。但是，去年8月份、9月份的时候，我已经给她加上抗癌药了，担心她有异变。

病　人：看一次比一次好。

王氏女科：精神、睡觉，各方面基本上都比原来好。

田　原：从咱们的经验当中来看，这种内膜增生，反反复复地流血，有可能造成恶变。

王氏女科：有可能。内膜恶变。这里边还包括子宫内膜异位，异位容易造成恶性病变，但我可以预防它。开的几副药，主要是十全大补汤和逍遥散。

田　原：她的情况就能完全调整过来？

王氏女科：只要药对证了，没问题。关键是要弄懂这个病人需要用什么药，必须三副药就立竿见影。

田　原：三服药立竿见影，为什么这样说？

王氏女科：必须要达到这个效果。如果三副药控制不了的话，估计那个病人就有点大问题了，控制不了了。

田　原：囊肿可能还好解决一点，无论中西医，肌瘤问题不好解决，对你来说呢？

王氏女科：对我来说，肌瘤能控制，比如说它原来那么大，不让它再长了。如果一个中医说3～4公分的子宫肌瘤能消掉，我觉得不那么容易。囊肿也分很多种，不可一概而论。

|田原笔记|

女子医院、男科医院、三高和糖尿病门诊、心理热线、工作招聘、月嫂广告等等，在图书、音像、电视、广播里，八成有这些内容。看似有很多专家在给大众以解答，实际上，这里遍布着似是而非的宣传和误导。在我们熟知的小儿性早熟、青春期激素治疗、无痛流产、营养保胎、剖腹产、坐月子、家庭节育计划和更年期调理中，其实有着很多商家的利益在涌动。

比如子宫肌瘤，目前各方认可的看法，是有人工流产经历的女性，因为在手术时，瘀血没有清理干净，或者根本无法清理干净，毕竟是在娇嫩的子宫里，动了刀子。经年累月地，瘀血被子宫内的薄膜包裹，又接受身体气血的"喂养"，就越变越大，甚至从一个，到两个、三个……然而，在你接受人流之前，你是不会知道这些的，99%的医方会告诉你：创口小、无副作用。

女人，你没有一点疑问吗？

|王氏女科|

说到子宫肌瘤的话题，就想起年轻的时候，遇到过一个老中医，60

多岁的年纪，长得却非常年轻。他当时是大队里惟一的赤脚医生，所以什么病都治，尤以治女人病最有疗效。村民给他起了个挺响亮的外号叫"老神医"。因为我们家祖传的就是女科，所以没事儿的时候就去找他聊聊天。老神医爱抽旱烟，几次聊得高兴了，就把烟叶给塞上，一边吞云吐雾，一边和我讨论医理。他说的一段话，至今我们仍记忆深刻。老神医一边敲烟袋一边说："这女人啊，是上天赐下来的，经、带、胎、产，是老天爷给她的使命。你说这女人月经不好不行，带下不好不行，不怀孩子还是不行。我跟你说，小同志，这女人是生孩子越多，越没有毛病。子宫就是长孩子的地方，不长孩子就要长别的东西。有一个很有意思的现象。长了子宫肌瘤的人的脉象，跟怀孕初期人的脉象十分相似。她的子宫和身体不断地经历锻炼，它是一个良性循环，不停地流通、补充，中断这个过程是万不得已的。所有的避孕都是非正常的，不只是说伤了子宫不好，就是说，用个避孕工具这都是下策呀。"

这话现在听着挺叛逆，但是细细一琢磨，也有点儿道理。现在活到八九十岁的老太太，没有哪个说自己长了肌瘤的。可能也有，但肯定要比现在人患这病的几率小得多。女人每一次怀胎的过程啊，都是对子宫的一次历练。怀胎时，所有气血都向子宫集合，尽管总会出现呕吐，或者浮肿、失眠的情况，但是这些表面的不舒服，总归只是一个小阶段，而怀胎十月，气血对子宫能量和营养的补充，却是千载难逢的机会。而且，大量的血液和精气的往来，对女人来说，最重要的是让任督二脉得到了通透和濡养。当然，还有产后那一两个月的悠闲假期——金月，不能不说，在生理和心理的层面，都给了女人一个静养的好机会。女人到中年，孩子越多，自己得病也越少，为什么呢？孩子们的事就够她想了，她就不想自己了，有一种精神上的寄托。

所以，有的女同志自己也说，很怀念年轻时，生孩子的时候虽然疼得死去活来，但是产后一两个月地坐在炕上，头上裹着毛巾，穿得暖暖和和的，全家人都围着她转，那个滋味儿，想想都美。

　　而现在呢？前所未有的，很多女人忙得没时间生孩子，结果就应了那老中医的话，越来越多的女性，在她那原本该长孩儿的地方，长了别的东西……不管他说得科学与否，还是值得现代人反思的。是不是走得太快了，太忙碌，反而离生命的本质越来越远？

02. 肌瘤，是树干上的树瘤

和柴老访谈的时候，她谈到肌瘤，用了这样一个比喻："肌瘤、囊肿就像咱们见到的树瘤一样，好好的一棵树，凸出来的一个大肿块。这树瘤呢，谁看着它都觉得不好看，知道它是树的一种病态反应。而我们的肌瘤、囊肿是长在身体里面的，外表也看不出来，就知道月经不规律了，也没当回事儿，等到受不了了，去医院做检查，它已经长得很大了。"

这些年，随着生活水平的提高，患子宫肌瘤、卵巢肌瘤和卵巢囊肿的女人越来越多，大多是在做怀孕妇检、年度体检的时候突然发现了瘤子的存在，惊异恐惧，这瘤子从此就长在了心上，不时让人感到揪心的疼痛。

肌瘤，我们如何才能直观而大局地看懂它？

|王氏女科|

子宫肌瘤到底是怎样的一种东西？我觉得，用一棵树上结的果子来

158

比喻，再贴切不过了。佛家说：种善因，得善果，种恶因，得恶果。身体就是这棵树，就是这个因，健康和疾病就是这棵树上结的果。从这一点上来说，男人女人都是一样的。一个人，长到30岁左右，就应该有所明白，无论是事业，还是家庭，是养花种草，还是养宠物，这里边都有一种"养育"的观念和方法，一法通万法，只有遵循万事万物"生长"的自然规律，才能收获正果，不然终究要出事儿。

　　一个人的身上，所有地方都可能长瘤子。女性最担心的子宫肌瘤、卵巢肌瘤、卵巢囊肿、乳腺增生、乳腺囊肿、乳房脂肪瘤和乳房纤维腺瘤，甚至各种脏器上长出的瘤子，其实都是一根线上的蚂蚱，除了应急时要治标，最终还要从线上着手，否则一个蚂蚱、一个蚂蚱地去抓，是没完没了的。

　　在中医妇科来讲，只要下腹部有结块，伴有或胀、或痛、或满、或异常出血的症状，统称为"癥瘕"，和"真假"同音。"癥"属血病，是有形的、固定的肿块，痛起来位置是一定的。"瘕"则属于气病，是时有时无的、可移动的肿块，痛起来位置不定。总体来说，都是气血不通之后出现的问题，气滞、血瘀、痰湿瘀阻，形成了结块。我前面介绍过，生育期的女性以肝为重，每个月的月经期，要消耗大量的经血，肝这个大血库就显得特别重要，肝气的运行能否畅通无阻、清爽洁净，决定了肝经这条女性大主干是否健康。子宫、卵巢、输卵管和乳房是这条大主干上的四大住户，声息相闻。

　　对于每个部位的结块，现代医学分类分得很细。比方说子宫肌瘤，子宫有三层，从外到内，依次是浆膜层、肌肉层和内膜层，我们看内膜病看了很多。内膜靠着宫腔，它在卵巢分泌的性激素（主要是雌激素和孕激素）作用下，一个月脱落一次，这就是月经。月经正常，说明卵巢和子宫的功能好。在内膜下长的肌瘤叫黏膜下肌瘤，向宫腔内凸起，等她来月经，内膜增厚、脱落时，这一块不平整的地方就很不容易收口，经期就会拉长，经量也比健康人大。检查时这种肌瘤很容易发现。

所谓的子宫内膜异位，最常见的是内膜跑到卵巢里面以后，每个月到经期时脱落了排不出来，时间长了，血液就会变陈旧，从而形成一个囊肿，变成巧克力色，所以叫巧克力囊肿；此外，内膜还可以异位到肌肉层，叫做子宫肌腺病。

我认为，目前不管是中医还是现代医学，对于子宫肌瘤，都不敢打包票说完全根治，包括子宫内膜异位症。但我个人很不赞成现在主张的手术疗法，子宫肌瘤本身是良性的，发生恶变的几率很小。如果是良性的，不需要手术；如果是恶性的，手术只能治标不能治本，治完标以后就完事了吗？长不长肌瘤，是身体五脏六腑这些根本所决定的，子宫的瘤子只是这棵不健康的树上结出来的果子。想一想，如果果子长斑长虫，你不给树治虫害，光把果子给摘了，管用吗？肯定不管用，以后还会在别的地方长出更多的坏果子来，这就是乳腺癌、肝癌和肺癌等其他脏器的恶病变。

03. 女人，别轻易丢弃你的子宫

| 田原笔记 |

作家毕淑敏，在亲身访谈过贺氏基金会的热娜女士（一位曾因子宫肌瘤而摘除了子宫和卵巢的女士）之后，写下了一篇《费城被阉割的女人》，文中传递了热娜对目前普遍存在的、轻率摘除子宫的医疗行为的痛斥：

"劝你做子宫摘除术的女医生会说，你还要你的子宫干什么？你已经有孩子了，它没有用了。在这种时候，女医生显示的是自己的权力。她只把子宫看成是一个没用的器官，而不是把它和你的整个人联系在一起。在美国，摘除女人的子宫，是医院里一桩庞大的产业。每年，妇女要为此花费出 80 亿美金。这还不算术后长期的激素类用药的费用。可以说，在药厂的利润里，浸着女性子宫的鲜血。所以，医生与药厂合谋，让我们的空气中弥漫着一种谎言，他们不停地说，子宫是没有用的，切除它，什么都不影响，你会比以前更好。面对着这样的谎言，做过这一手术的女性，难以有力量说出真相，总以为自己是一个特例。她们只有人云亦云地说：很好，更好。于是谎言在更大的范畴内播散。"

这些事实，我们其实早已从身边的女性亲友那里得知，只是一直没有去直视、去正视问题的严重性。

| 王氏女科 |

我们在几十年的临床诊疗中，遇到不少肌瘤类疾病的病人，其中也包括现代医学认为的子宫内膜增生、增殖症和子宫内膜异位症，她们有一些共同的症状，子宫出血、痉挛、剧烈疼痛，甚至经血中夹有大血块，连续几天不断，有的人甚至出血2～3个月不止。现代医学认为肌瘤非手术不可，有一些位置不便于手术的肌瘤，难以摘除，就要切除子宫，防止恶变的发生。

我们有不少病人，到处看病，已经到了太原妇幼医院，准备要切除子宫，马上要办住院手续了，又弯回来，问人怎么样能给她联系一个老大夫，后来就到了我们这里。我们在诊治这些病者的过程中体会到，中医中药的办法，有着很好的疗效。中医认为癥瘕多因为肝肾之亏、肝肾失调、水火不能既济、水不涵木，生气和劳累，特别是上环和流产，是最直接的触发因素。它们使得体内阴阳气血失调，也就是现代医学所谓的内分泌失调、激素水平失调。所以啊，虽然癥瘕这个证在现代医学分类中种类繁多，但终究脱离不了肝肾失调的大范畴，只要临证注意、细心诊断，本着"急则治其标，缓则治其本"的原则，掌握三因学说，一定会收到良好的疗效。对于祖国传统医学，女同志们还是要多一些信心！给子宫、给自己一个恢复的机会，不了解清楚子宫和卵巢的重要性以及切除子宫和卵巢的影响，就贸然做出接受手术的决定，把一切全交给医生，是对自己的不负责任。

在面临切除子宫或卵巢的选择时，很多人的第一反应是问说：大夫，我以后还是个女人吗？大部分专家会解释说：卵巢是女性排卵的器官，子宫只是生育孩子的器官，切除子宫，只是没有月经，卵巢照常分泌雌激素和孕激素，女人的第二性征不会改变；如果是切除卵巢，还可以长期服用各种激素类药物维持身体的激素平衡，女人的第二性征会得以保留。

但是实际上呢，就像毕淑敏那个文章所说的，切除卵巢就是"阉割"。这个词很粗暴，但是直接到位，这对女性今后的生理和心理都有很大的影响。在中医来说，切除卵巢相当于把女性的"阴性"连根拔除，这是女人的根本属性。在这之后，身体的阴阳出现了根本上的大失调，阴衰阳亢，性情改变，等于是即时进入了更年期。

切除子宫也并不像专家说的那么无关紧要。首先，子宫为双侧卵巢提供50%～70%的供血，当子宫被切除，卵巢成了无水之木，必然会逐渐枯萎，人也就提前衰老了。其次，子宫不再有月经，脏腑的余血再也没有了排泄的途径，女人的肝经，被潜在性地从下部封住了，下边无路可走，气血，尤其是得不到每月释放和更新的浊气和浊血，就会往上涌，因为身体里只有这个方向了。所以，我们在临床上可以看到，很多女同志在切除子宫后，身体的第一个反应就是咳嗽，这简直可以说是必然的！女人们，不要以为这是小事，只是受了风寒咳嗽，事情远没那么简单。有个观点，希望大家都能牢牢记住：身体的一切症状都不是偶然的，背后传递出特定的信息，从留意这些小警报开始着手我们的日常保健，身体才能长治久安。

子宫切除后，盆腔一下子空虚了，没了核心。冲任督带四脉在切除中也受到了损伤，很快地，带脉就会出现松弛，腰身宽了。更难受的是，月经通道的丧失，会导致身体的潮热和烦热。因为她卵巢还在啊，每个月的激素分泌还是有规律的，它就命令身体血液定期更新，脏腑余血仍然往血海奔，一次次的新陈代谢被中途制止，一些废弃的物质就在血液中积攒，身体开始发热、加大排汗力度，想把浊物从毛孔和五官九窍中排泄出去，就会出现闷热、大汗的症状，身体到处发痒，尤其是在一些孔窍部位，像耳朵、眼睛和二阴等处，黏膜瘙痒难耐，一挠就破溃。我们说倒经的时候，曾经说过子宫内膜异位的事，其实，除了那种很明确的对应关系，黏膜和黏膜之间还存在着广泛的联系。比如说，卵巢分泌的激素会调动子宫内膜的增厚和脱落，当子宫被摘除以后，这些激素水平的波动同样能对其他黏膜产生刺激，而且是更明显的刺激。当然，这方面的研究，目前还很少，这只是我们王氏女科的看法。

在面对医生"切除"的建议时，欢迎更多女人回归祖国医学的怀抱，这里，仍然为生命的完整留有一份尊重。

04. 肝经通畅，很难结出瘤子

|田原笔记|

近些年来，我国女性宫颈癌和乳腺癌高发。这些癌症，早期发现、治疗还有较高的治愈率，发展到后期则成危及生命的恶病。其实，国家在普及基本医疗的同时，已把"两癌筛查"纳入了普查项目中，不久前，对广东女性宫颈癌发病率的一项调查显示，近 5 年，因宫颈癌住院的人数增加了 67.8%，20 多岁的年轻患病人群也在明显增多。

几年前，知名女演员李媛媛因宫颈癌过世了；相隔一年，香港女艺人梅艳芳也因为同样的病过世了……这么多名人都得同样的病，一时间，让好多女性开始关注这个特殊的部位。

一个白领女孩说，她每半年就要做妇科的全检，同单位的很多女同事也都是这么做的。随着体检的普及，宫颈癌和乳腺癌的患病率呈倍数上升趋势，这里边有一部分原因在于筛查面的扩大，一部分原因则是这个疾病的泛发现状。

其实，检查、治疗不是硬道理，预防、不得病才是王道，女人们，怎样才能自信、放心地对宫颈癌和乳腺癌说"不"？

其实，宫颈癌和乳腺癌，还有之前说的各种瘤子，并不是没有原因就发生的，而是有迹可循。有这样一个指标，能够帮助我们提早发现一个人是否有患上这种癌症的倾向。这个指标就是：肝经疏通程度。

肝经疏通的人，情绪平和、开朗，身体没有太多积攒下来的废物，心里通透，身体也通透，轻松快乐。这样的人，她就不容易出现气滞血瘀的问题。没有伤口、结块，也就没有肿瘤的生长之地。

现在挺流行一个名词：幸福指数。肝经这条主干道疏通的人，就是幸福指数高的人。如果一个人不愁吃穿，物质富有，但欲望还在膨胀，处处跟人攀比，他（她）是不会有多高的幸福指数的。"人比人，气死人"，老话说得在理，常气肚子的人，纠结，气急败坏，自己跟自己过不去，内耗得久了，得瘤子的几率就要高一些了。不妨反问一下自己，你觉得现在的生活、工作让你觉得幸福吗？

中医有个说法，叫情志致病。就是说，人的情绪好坏，对五脏六腑都有影响，既决定健康与否，也决定了容易患哪些疾病。为什么我们一再强调女人要调肝？一来女人以血为本，要靠肝血滋养，二来足厥阴肝经从大脚趾外侧，经过脚内踝，顺势沿小腿内侧而上，再沿着大腿内侧，绕过生殖器官，经过小腹，终止于乳头下第六肋间。我们看这个路线就明白了，宫颈癌和乳腺癌等妇科相关肌瘤都与肝经有关系。

除了郁气之外，肝经的湿热，也是一个导火索。导致湿热的原因，主要是饮食上的无所顾忌，鱼啊、肉啊，吃得太多，还有吹空调、出汗少的问题，湿气也排得少。现代医学目前诊断宫颈癌的证据，就是做病理涂片，按巴氏定级别。一般来说，巴氏三级就怀疑是癌。但在中医来说，这个级别只是说明她的肝经湿热比较严重，同时会伴有胸胁胀痛、腹胀、口苦、阴部湿痒、带黄异味的症状。

预防各种瘤子，最该疏通、清理的是身体主干道——肝经。一是疏通肝气，一是清理肝经的湿热。

如果光说情绪，其实是很难控制的。刻意用控制的态度来压抑情绪，有时会造成更严重的后果，这是一种对抗性的解决方法，不长久。我个人挺赞同佛家说的一个观点：生怎样的性，受怎样的苦；要想不苦先化性，性圆、性光、性明灼。修身养性是一个人一生都应该坚持的事情。

但在修身养性之外，还有没有更易行的方法，让自己在肝经的气血刚起波澜的时候就察觉得到呢？有，感受一种状态：紧张。在办公室处理文件，在路上行走赶路，在厨房做饭，在和孩子说话的时候，你可以随时随地出一下"神"，以一种既"身在此山中"又"旁观者清"的双重角度来体会、观察自己的身体状态：身体完完全全地投入到当下所做的事情中了吗？在很多时候，你会发现不是这样的，虽然那一个片刻身体很忙，心里也很急，但这个急和这个忙不是全然契合的。这个身体常常透着一种紧张感，紧张它不是一种情绪，它是情绪和疾病尘埃落定之间的一个状态，一个过程，这也是我们可以从它入手，来调节我们情绪的原因。

紧张表现在哪里呢？你可以从头开始体会：眉头是不是皱起来了？脸上的肌肉是不是绷得紧紧的？肩颈是不是不自觉地耸起了？双手是不是拘谨着？腿呢？脚呢？是不是摆放得很不是滋味？……更关键的是，你一定能感觉到自己心里的一阵阵焦急，不知从何而来的焦急，就是要急着把这件事情做了、完毕了，接着下一件事继续忙碌。现在的形势确实都是这样，大家都在忙碌，事情一件接着一件。紧张这东西就像城里的尾气一样，弥漫在社会、单位、家庭和我们身体的每一个角落里。

紧张，就是对气血的一种瞎指使、内消耗，给秩序井然的气血大军添乱子，到处留下烂摊子，疾病就在这里埋伏了下来。

紧张有外来的，有内生的，有意识地观察自己，用十几次的深呼吸把紧张呼出去，让眉头、肩颈松下来，慢慢就会感觉到一种结结实实的安然感，通体舒泰，时间久了，身体里的尾气就被释放了出来。

至于湿热的问题，还要从口治理。少吃煎、炸、辣的食物，减少肉食的比例，清淡饮食。这样过一段时间，你一定会发现身体疏朗了，病也没了踪影。

这才是你的灵丹妙药。

子宫第七乐章·**胎儿的诀别**

今天，我终于谈及子官一词
谈及这个布满花纹的盛大容器
我的子官是个精致而易碎的花瓶
从未孕育过会说话的胎儿

这是哽在我喉咙的一根软刺
多年来困扰着我的人生。
但我带着它在诗行里走过千山万水
月亮是它的子衣，诗歌是它的羊水
山川河流是她腹中强大的生命

请不要问及我的孩子，它是成熟的麦地
是秋收的果园，是堆满食物的红房子
高耸的喜玛拉雅，是它高大的身躯
翠绿的丛林山岗，是孩子漂亮的花衣

我有长江、黄河的骨血，天空是我的子官
大地是我的孩子。多么幸运啊
空无一物的诗人，你在纸页上
孕育了多少生命，你是宇宙万物的母亲！

——子衣《我终于谈及子官一词》

01. 怀不上，生不下，子宫的生育危机

胞宫，这个神秘的藏地，几乎蕴藏了女人的所有秘密，它体现在每个女人的生命历程中。胎，便是这沃土上结出的果。男子将阳刚之精播洒在女子阴柔的土地上，阳精与阴精相合，种出儿女来。女人用全身心滋养着这一颗种子，和新生命一起体验成长的喜悦：小而密的心跳、淘气的踢腿、几天翻一番的生长……

瓜熟蒂落。生产，自古是女人必须要跨越的生死线，在一波强似一波的阵痛中，女人几乎倾尽自己的生命能量，才能为怀里的小生命打开尘世之门。可以说，没有一个产妇不是近乎虚脱的，然而，当"哇——"的一声啼哭响起，所有苦痛即刻被冲刷殆尽。产后的子宫，如同刚刚收获的土壤，疲惫不已，又心满意足。

在春耕秋收之后，女人的胞宫，进入了冬藏期，天赐的生育力悄然恢复，为来年春天的"耕种"做着准备……

然而，在剖腹产盛行的年代，女人无需再担心"难产"，怀不上孩子，孩子怀到四五十天就停育，已经成为了很多家庭的危机。

171

"三年多的等待，数着日子地等到这一天，好朋友一个多月没有来，用了三个大品牌的验孕纸，都显示为阳性。我激动得满脸通红，手足无措。怕手机有辐射，第一次'盗用'单位电话，用颤微微的声音告诉老公，告诉婆婆：我怀孕了！然而，60天过去了，似乎还没有什么真实感，还觉得肚子里仍然空荡荡的，还没体会到像别人说的那样，孩子用他的小手小脚踢妈妈肚皮的奇异感觉，我的宝宝，只用了一抹从我身体里流出的红色血液作为绝别，便永远离去。

帮我做了刮宫的医生说，胎儿已经停止发育，心音消失，保不住了。这个曾经融于我骨血的孩子，就像是大树上被砍掉的枝桠，永远不会有人了解大树的痛，在落刀的地方，永远会留下一个疤……"

——一位网友

| 王氏女科 |

这些年，我们在临床上观察到的孕妇，当属不孕、胎儿停育的女性居多，其中又以阳气不足为主要原因，数量剧增。也就是说，种子（受精卵），精子和卵子的问题，以及伴随出现的不孕不育现象，已经成为一个时代疑难问题了。

在所有的医学科目里，我们是这么看的，男科和女科，或者说妇科，最能看出社会发展趋势。事情都要人来做，物要人来生产，生活也是人的生活。这人，是什么样的人，直接决定社会的未来。我们先看男科，有三大病种：不育、阳痿、前列腺疾病，日渐高发，已然成为男人身上名副其实的"三座大山"。无独有偶，女科也有对应的三大病种：不孕、月经病、肌瘤，这都是横亘在女人幸福面前的鸿沟。著名中医学家、男科大家王琦教授提出了"中国男人的'种子'危机"这样一个严

172

峻的问题，振聋发聩，在我们女科，相应有一个"中国女人的'土地'危机"问题，同样迫在眉睫。国家耕地面积在缩减，粮食生产越来越依赖于单位面积的高产，但是，很少人能看到人种的土地——子宫出了大问题！不只中国的子宫，不少国家都面临同样的危机。

我们中国人的传统是"百善孝为先"、"不孝有三，无后为大"，不孕的女人在夫家受尽白眼，甚至会因为生不出儿子而被休掉，在古代休妻的"七出之条"中，就有"年逾五十无子"这么一条。现代社会，对于子嗣的要求没有那么苛刻了，人们思想开明得多，生男生女一个样，有的年轻人还过起了不养孩子的生活。生孩子、传宗接代的家庭观念在不知不觉中被淡化了。但是，大家不知道有没有听到古代还有一个观点——"妇孕而不育，凶"，或许这会被很多人理解为占卜，迷信。其实，这些说法可不是空穴来风，它有着一定的预警性，因为什么呢，子宫是女人的机要之地，这里丧失了生育功能，一定是身体的内部机能受了损害，或者是先天有缺陷，是"凶兆"。古人看懂了这个信号：丧失生育力会中断家族的繁衍，中断，意味着这个家族的基因将在世上消失了。这说明，这对夫妇，或者他们的父母，曾经，或一直生活在一个破坏生育力的环境里，也有可能是饮食和行为对自身造成了潜在的伤害。这才是所谓"凶兆"的真实意义，提醒人们：你的生活里有些环节出问题了，会危害你和后代的"生机"。

02. 当子宫变成了胎儿的"冷宫"

诊室里来了一位女病人，30 几岁，是一家时尚杂志的编辑，打扮得很漂亮，衣着时尚，低腰裤，大开领，她来看的是习惯性流产。

坐下来以后，没等说话她就哭了：我什么都有了，就想要一个孩子，但是流产了 4 次，医生说我可能没得生了。

坐在她的面前，我可以清楚地感受到她的恐惧和伤悲，她对流产的恐惧和期盼孩子的焦虑交织着写在脸上。又想怀孩子，又害怕流产——她说心里忐忑不安，整天就想这个事儿。之前去看过一次中医，诊断为"宫寒"，很难再怀孕。开了一些药，食补也跟了上来，但是大夫也并不能保证一定会怀上。这次，她做足了准备，孩子却迟迟没有到来……

她说：大夫，你们只要有方法让我生个孩子，我什么条件都答应。

王大夫说，最基本的条件，你这些个四面漏风的衣服就不能穿了，首先要注意保暖，注意休息。你能做到吗？

女孩茫然了……

| 王氏女科 |

为什么越来越多这样的女人，失去了生育力，或者是一再遭遇胎儿流产、停育、死亡的痛苦，无法保住孩子？

在子宫的两大支持——肾阴肾阳中，傅山先生特别强调"肾阳不足"导致的"胞寒"问题。他在《傅青主女科》中的原话是这么说的："夫寒冰之地不生草木，重阴之渊不长鱼龙。今胞胎既寒何能受孕？"意思就是说，寒冷，阴森，没有阳光和温暖的地方，寸草不生，鱼龙不长，你想想看，即使是生命力最顽强的小草都没办法生存，更何况稚嫩的生命！

如果说过去的女人病多出于营养不良，那么，现在女人的病多来源于"营养"超标：不适当的过食寒凉，如冷冻食物、不应季的水果，还有过食麻辣——耗阳伤阴。在中医来看，单纯肾阴不足的人不多，更多的人是阴阳两亏，所以，来看不孕的女人里，宫寒不孕、阳虚停育的人占了很大比例。

子宫寒冷不寒冷，在小细节里能"看"得出来。比如说，她的脸色不太好看，可能是苍白的，可能是暗黄的，总像蒙了一层灰，不够红润。她自己就老觉得小肚子冰凉，这种凉呢，不是着凉，而是从里到外透出来的凉，夏天的时候，也许感觉天气很热了，可是摸摸小肚子，似乎是凉的，再细细感觉，里面有一片凉意，这样的人没过五月五不敢穿裙子，一穿裙子就腿凉、闹肚子，冬天更是手脚冰凉。再一个比较明显的症状是经水后期，经色紫黑，夹杂血块儿。平时容易感到腰酸腿软，腰酸得就像要折了一样。不用诊断，这些女孩子都会有宫寒的问题。

所以说，肾阳虚，在子宫的指标其实无非两个字：温度。

我们一直打比方说，子宫就是女人这个小宇宙里的田地，田地怎样才能长养作物？我们的祖先是一样一样跟大自然学习的！任何一块土地，都需要太阳的热力和水的灌溉，这样一来，土地才有合适作物生长的温度和湿度。种田人都知道地温很关键，温度达不到，不能下苗种，否则，浇多少水、施多少肥都没有用，苗种不发芽，发了芽也不长株，长了也不开花，开了花也不结果，勉强结出的子实也不丰硕，留作种用也不够壮。

这地下水和地热，在女人这个小宇宙里，就相当于肾阴和肾阳，只有当它们保持着相对稳定的平衡，子宫田地才是健康的，生育的大气候才是正常的。如果肾阳不足，就是地温不够，肾阴亏损，就是土质不肥沃，肾阴肾阳都不足，子宫这块土地的状况可想而知，种子种下去，其实是进入了"冷宫"。生命力稍强一些的胎儿，存活一段时间，长出了胎芽和胎心，但一进入生长肝肾——胎儿自己的能量罐这一关键时期，就会因为母体的能量供不上，受不了宫体的寒冷而停止发育、死亡了。

子宫的周围有许多我们看不到的经脉，称为胞络，直接与肾脏相通，接收肾脏传给子宫的能量，所以说"肾主胞宫"啊。这些胞络形成一个小气场，在胎儿成长的时候，能够"托举"住他，给他以温暖和能量，让他在子宫里茁壮地成长、发育。这个小气场能不能成气候，够不够旺，都有赖于肾气这个能量罐，阳气是不是充盈，直接影响到胞宫这个胎儿巢穴的安全指数。

03. 写给那些不受孕的女孩

| 田原笔记 |

怀孕，如此神秘莫测，对那些想逃避的女孩来说防不胜防，而对期盼的女人无疑海中捞月，屡屡落空。是天公不公还是造物弄人？

万物生长靠太阳，没有阳光、没有温暖，生命就不可能存活。对胎儿来说，他所需要的温暖和阳光，完全来自于子宫，来源于母体。

| 王氏女科 |

我们一直在讲不孕不育，对于今天这个时代来说，毫无疑问是疑难病的范畴。为什么是疑难杂症？因为它和整个社会环境紧密联系，换句话说是时代病！而现代医学不太研究如何治愈不孕不育，而是研究体外受精、试管婴儿等替代生育的手段。有意思吗？

我们家几兄弟，看女人病主要分为三个阶段：生命的前期、生命起始生长的时候和产后。生命的前期就属于不孕的问题，也是我们着力研究的，现代医学拿不下来，我们中医为什么不能去攻克呢？

总的来说，导致不孕的原因主要分为两大类：一是先天性生理缺陷，二是后天的功能改变。先天性不孕暂且不谈，我们看功能失调导致的不孕，在中医来讲，总结起来是四句话：不孕之故伤冲任，不调带下经崩漏，或因积血胞寒热，痰饮脂膜病子宫。

女子不能受孕的原因，主要是冲任二脉受损。只有在任脉通调、冲脉旺盛的情况下，月经才能按时来潮，如期循环，女人才有可能受孕。月经、白带不正常，都是因为损伤了冲任二脉。这些我们在前面的月经和带下篇都谈过了。

除了冲任二脉的损伤，还有几种原因也会导致不孕。流产等外科手术，使瘀血积聚在胞宫里，影响新血的化生，新血不生，就很难受孕。又如胞宫有寒或有热，温度不合适，也会影响卵子受精与着床。再如肥胖，身体脂肪过多，痰湿内蓄，子宫内表面的脂膜过厚，也会影响受精卵的着床。

从中医的证型上来讲，常见有三种类型的女孩容易不孕：肾虚、肝郁气滞和脾虚痰湿。

肾虚不孕，是由于肾气先天不足，精血亏损，天癸不充，胞宫失养，不能受精怀孕。最典型的病症就是多囊卵巢综合征。卵泡发育不良，这在治疗不孕不育中是比较难的，主要就是肾阳不足，命门火衰或肾阴不足，或阴阳两虚。治疗的关键在于配合卵泡的生长周期采取不同的疗法，这在多囊卵巢那一节说得比较清楚了。

肝郁气滞型的不孕，在临床上看，除了多见月经失调外，主要是有过子宫和子宫附件炎症史。急慢性盆腔炎引起了输卵管的粘连、阻塞，导致不孕。在中医来说，粘连不通，根源还在于情志不悦。肝气郁结、气滞血瘀导致了冲任失调。输卵管不通也是我们重点攻克的难题，临床效果很好。

前一段时间，一个输卵管堵塞的病人，一直没怀上孩子，34岁了，到医院检查说是输卵管不通了，就去太原看。现代医学通输卵管要往里打盐水，一般来说，轻微的输卵管不通，通一两次就通了。她打到一半的时候就打不进去了，第一次、第二次都通不了，一直在出血。因为她有过剖腹产的经历，医院就说不能再通了，不然会出问题。她就来找我们，想吃中药，试试能不能通。其实一开始我们没有十成把握，因为意识到她的问题比较严重，剖腹产导致了一些堵塞和粘连。试着用了三四副活血化瘀的中药，我再看她的舌苔、脉象，就感觉通了，请西医又给她通了一侧的输卵管，这回就打进去了，她高兴得不得了。我们家用活血化瘀法的精华就在于血竭这味药上，它和其他的药一同起作用，剂量不大，效果却出奇地好。

再就是脾虚痰湿型的不孕，这样的女孩子往往偏胖，爱吃肉食等油腻的饭菜和巧克力等甜腻的零食，损伤了脾气，脾阳不足，痰湿内生导致冲任受阻。傅山先生治疗女科病的"消、化、通"大法把"消"放在第一位，在治疗不孕这一块，尤其是这种证型很适用。

04. 宝宝最需要妈妈的"体温"

科学家做过这样一个测试，通过海水温度的变化，预测海洋生物幼体在海水中的迁移距离。换言之，当各种海洋生物产仔之后，这些幼儿为了避免近亲的繁殖，会向其他海域进行迁移。在这个过程当中，科学家们发现，这些幼儿在游动的过程当中，如果遇到的一直是比较寒冷的海水，它们就很少停留，继续游动，而如果遇到了温暖的海水，就会留在这里"安家"，它们安家的海域，往往也是海洋物种的数量和种类较多的海域。也就是说，大部分离开父母的幼儿，都会选择温暖的海水定居下来。并且还有一点是什么呢？游经冷水的幼儿，发育比一直在温水中游动的幼儿要缓慢得多。这些在冷水中的幼儿，会在进入下一个发育阶段之前，想办法游得更远，相当于它们会努力地在"青春期"到来之前，即将结束成长，迈向成熟的前一阶段，寻找到能让它们成长发育得更好的温暖家园。

| 王氏女科 |

《会元针灸学》对人的胚胎期有着这样的描述："父母相交而成胎时，先生脐带形如荷茎，系于母之命门。天一生水而生肾，状如未敷莲花，顺五行以相生，赖母气以相传，十月胎满，则神注于脐中而成人。"从母体长出一个小生命，是如此奇妙的过程，小小的肚脐，就是生命的原点。而"赖母气以相传"，这句话非常重要。

人应该是两辈子，可以理解为前世和今生。我认为生命起始当从受精卵着床算起，在母亲肚子里的过程，是前世，出生之后才是今生。今生种种，看起来好像是无缘无故的，其实很多都是前世种下的因结出的果。人在生命起源的过程当中，生长的速度是很快的，很浓缩的，第40～50天至为关键，胎儿停育大都出现在这个阶段，为什么呢？就是孩子要开始生长自己的能量罐——肾精了，母体阳气不足，供不上！

那么，现代母亲的阳气真的那么衰弱吗？

过去的女人是流产的多见，现在是胎儿停育的多。这是一个很大的区别。为什么会这样呢？以前是营养不足，身体底子薄，就是咱们常说的子宫的免疫功能比较差，外来的巨大刺激、外力，就容易造成流产。这个免疫功能一个是气血，一个是阴阳。阴阳平衡、气血平衡，免疫功能是越来越好的，如果是气血不足，免疫功能是不会好的，孩子也保不住。

而现在的胎儿停育、死亡，主要是营养不当，营养太多、太杂，这相当于慢性自杀！胎儿需要的不单纯是物质上的营养，怀胎以后，更要注重母亲的阳气，这个阳气它不是说边吃边补的。

对于孕妇，现在几乎所有信息都在强调补充营养，建议孕妇吃这个、吃那个，问题是今天的孕妇还是过去的孕妇吗？胎儿真的需要这些吗？矛盾就这样出来了！现代医学要给她充足的营养，我们中医倒要劝她警惕不合理的营养，因为孕妇和胎儿的身体承受不了。

拿这些海洋生物的生存形态，来和胎儿相较，倒是很贴切的。海洋生物为什么要不断地迁移到温暖的地方？因为天生的智慧就告诉了它，只有温暖的地方才能更长久地存活下去。因为任何一种生命体，不管他处于什么样的生命形态，都有大自然赋予他的原动力。胎儿也是一样啊。那么在子宫的热量达不到胎儿要求，他又逃避不了寒冷"海域"的情况下，他唯一能做的就是停止发育，停止生命。人体相当于小宇宙，母体更是如此，子宫就是土地，胚胎是种子，当我们在土地上播下一粒种子，有了物质的基础之后，还要有适当的阳光、雨露等条件来滋养，这些条件，对于胎儿来说，主要就是母体充足的阳气。而生命的前期又很脆弱，一旦出现天灾（阳气不足，孕妇营养过盛或不均衡）和人祸（流产、碰撞、凉食），都有可能五谷不登。

万物都具有天生的亲阳性，所谓万物生长靠太阳。地球上的地下水系，如果没有来自于太阳和地球核心的热能，也就不存在水这种流动的形态了。人如果没有肾阳的温煦，血液也会凝固、静止，那也就没有生命了。而且越温暖的地方，物种相对就越丰富。这一点和同样能哺育生命的羊水就非常相似。海洋的温度主要来源于太阳的辐射，子宫的热量则主要来源于母体的肾阳之气。因此说阳气的强弱决定子宫免疫功能强弱，子宫温暖与否决定了胚胎的生长与否。

05. 备孕，为生命之火"添柴加薪"

| 田原笔记 |

　　我很小的时候，有一个邻居，三十几岁就"寡居"，因为丈夫在外地工作，在我的印象中，她没有工作，平常就是捡垃圾，常常堆得房间里到处都是，很不卫生，常常穿着被年轻人取笑的"抿裆裤"，厚棉袄，如今她已经 80 多岁了，就没有得过大病小疾。

　　渴望温暖，这句话通常被人们理解为精神层面的需求，其实人到中年以后，你就会渐渐发现，身体对温暖的渴求更为明显。凉爽的夏夜也不敢裸睡了，不敢少穿衣服了，喜欢热乎乎的汤水而回避了冷饮……

　　在山东省中医院，我和著名督灸专家崇桂琴深谈了好多次，因为她用督灸疗法治愈了很多强直性脊柱炎的患者，这个病被现代医学认为是"不死的癌症"，多么可怕的病名！什么是督灸？为什么能治疗这个病？督脉在人体的后背，是人体的"大梁骨"，灸呢，看字知意，就是用火很久地烤灼。我们追根溯源，因为很多强直性脊柱炎患者都有受寒、伤"阳"的经历（尤其是年轻的男孩居多），比如长年潜水工作、雨雪天户外跋涉、频繁进出冰库、秋冬穿着过少、春夏贪凉过食冷饮……督脉是人体的阳脉之所，温暖它自然就是为人体带来阳光，驱散阴霾，重获健康。

| 王氏女科 |

打探长寿老人的秘密，他们一定是超级注意保暖的。这一点，往往被大家忽略，而去追问他们喜欢吃什么。

确实，现在阳虚的现象很普遍，尤其是年轻的女性，都市女性，过于追求流行生活方式，在不知不觉中，把自己的子宫变成了"冷宫"。

衣服、服饰的潮流误导了好多人，那种包身、面料很少的衣服，穿上了确实好看，但对身体的健康是无益的。说一个最伤子宫的低腰裤，腰脐都露在外面，风寒一起，这里无遮无拦。首当其冲是带脉，它主管白带，负责"吊"住胎儿，位于腰腹这一圈上，风寒通过它直奔冲任、脾肾，肾气受损，自然没能力温暖子宫，任由它被寒凉覆盖。再就是露背装，领口很低的衣服，把督脉赤裸裸地暴露在风中，督脉统领一身阳经，它的阳气被"打击"，全身的阳气都会受冲击。

还有些年轻人，喜欢去蹦迪，或者开着冷气做爱。这个时候，因为运动剧烈，出汗多，毛孔大开，一点防备也没有，大风、冷气就会长驱直入。

在饮食上，凉的东西吃得太多，冰啤酒、冰淇淋，都要花费身体大量的阳气来消化。本来现在人吃的东西就过量，脾胃已经超负荷了，再吃那么多凉的，雪上加霜。大人小孩都是这样啊，一边吃一些煎炸物、辣椒，又因火气太大，就想喝凉的，冷饮、凉茶。先点火再灭火，折腾啊。

不只妇科病，就其他病来说，阳气不足致病，也是目前的一个大趋势，脾胃虚寒的尤其多。我们在临床中就发现，多数女孩的不孕或胎儿停育、死亡、流产都是脾肾虚寒所致。肾和脾，一个是先天储备库，一个是后天饮食加工厂，中医有"肾为先天之本，脾为后天之本"的说法。"肾主胞宫"，另一方面，脾在五行中属土，有大地之德，能化生万物，也与养育新生命息息相关。所以，傅山先生说：脾胃之气虚，则胞胎无力，必有崩坠之虞。他的方子中，很重视对孕妇脾胃的调理，甚至放在补肾的前边。

为什么我们家和别的医家不同，更强调说"培补脾胃，兼补肾脏"，即使病人是明显的肾阳虚，也不是脾肾同补、或补肾为先？据我们临床观察，怀胎的女人不能轻易补肾，专补肾脏，胎儿死得越快。为什么会这样？因为在这个补益的过程中，还有一个吸收的问题，吃下去的补肾药，先得让脾吸收了，脾在先。如果脾肾一起补，或者先补肾脏，身体就会失去平衡，吸收不过来，又会出现新的负荷、新的问题。所以说，调胎保胎，首先要搞清楚，补脾、补肾以谁为先，至关重要，千万不能简单地见肾虚就直接去补肾。应该先补脾，让脾良好地运作，自然生成气血，再支援肾精肾阳，这是尊重了人体天然的这种内循环功能，就像前面说到的，起的是一个为生命之火添柴、续火的作用，而直接补肾，对很多人来说，类似于火上浇油，这种"补"法，会使火势凶猛，反而是一个伤害。

这时，"补后天养先天"的手段，也是一种"曲线救国"，尽管改变不了先天的大环境，但是相当于为寒冷的子宫做了一个温室处理，维持着子宫这方田地的热度。保证了子宫的温度，就保证了胎儿能正常、健康地发育。

调整"铁三角"肝、脾、肾，这是大法，在具体的组方上，我们主要开发了傅山先生的温胞饮，做适量的加减。温胞饮，顾名思义，就是要去温暖胞宫，既然你体内的阳气已然振奋乏力，就用温热之药助其一臂之力，给子宫一个大棚的效应。等到胞宫重新恢复温暖的生态环境，胎儿自然就愿意在这里着床了。

平时的小肚子怎么保暖？其实也简单。正好用这个方法：每天晚上，拿一个热水袋，裹上毛巾，放在小肚子上面。方法是简单了点儿，关键要长久坚持，效果才会好。这是个走捷径的笨方法，相当于给寒凉的小腹，加上一层人造"大棚"。

最重要的，还是平时要注意保暖，喝热水，开空调的时候多加一件衣服或者用衣服把腰的部位保护一下。

▶ **温胞饮（请遵医嘱）**

方药：白术（土炒），巴戟天（盐水浸），人参，杜仲（炒黑），菟丝子（酒浸炒），山药（炒），芡实（炒），肉桂（去粗，研），附子（制），补骨脂（盐水炒）。

服法：水煎服，一日一剂，一月而胞温胎存。

06. 养肺护肺，是保护阳气的头条

信箱里，有这样一封信。

"去年冬天开始，叔开始咳嗽，一爬楼就发喘，婶以前是护士，给叔开了一盒青霉素输液，医保处方，没花什么钱，在家里就给输上了。同时，儿子在网上找了个挺有名气的农民医生，给开了两个方子，几天后，叔不咳了，但晚上开始睡不着觉了。婶把叔的烟给掐了，说全是因为抽烟惹的祸。

我看了一下方子，第一方是20多味镇咳平喘的药，第二方更大，把治疗喘咳的经典方——肺热型、肺寒型和肺虚型的全捏一块儿给开出来了，在乡下抓一副药就得80多块。这很明显是用现代医学逻辑开出的中药方，治咳就用镇咳法，丝毫不考虑病人得病的根由，咳是镇压下去了，同时也种下了新病。

闲谈时，我提出了这个观点，叔那近八十高龄的老妈妈，在一旁说了：我的儿子我清楚，他一辈子也没什么大问题，他这病是前年回北方得的，他回去卖房子，大冬天的，在那房里住了三个月，那房子什么都没有，炕头、暖气都没安，他省啊，也没舍得花钱买个热炉子，就那么冻着过了三个月，肺家受了大寒，冻透了。我们上一辈人说这大寒，得过三个六月才好得了。要驱寒壮阳，数九以后要大补，吃羊肉。"

|王氏女科|

对寒和热，冬和夏，土生土长的农家人有着切身的体会，代代相传下来一些经验，很值得我们细细琢磨。

这位老妈妈为什么就说是"肺家"呢？就因为肺是人面对外界时的第一道防线，寒大了，首当其冲的肺就全线溃军了。

六月，正是大热的时候，"夏至"，夏天的高潮，也就是外来阳热最丰盛的时候，身体借着外界的阳热蒸出汗来，把蓄积了近一年的各种东西透出去、表出去，包括寒啊、湿啊、瘀啊。肺家受了大寒，得表三年才能透干净。

本来就是一派寒凉，又用镇咳药，当然没力气咳喘了！寒、瘀更发不出来。

在乡下有很多这样的老人，也没学过什么医学，农村以前也没什么洋医、洋药，就是土方土法一代传一代，"有病不治，常得中医"，像这个肺家受大寒，不用医，不用药，好好过它三个夏天就行，没有人为的干预，身体自己就是个"中医"，自己调理好自己。

我们一再强调说女人要注意保暖，因为，伤了阳气就是伤了五脏六腑，综合作用在子宫上，炎症和不孕症等一系列妇科病就全都找来了，再往下就是伤儿伤女。只有懂得身心保暖、守护阳气的女人才会有好子宫，反过来说，有好子宫的女人，才是健康女人、好女人、好妻子、好母亲。

保暖在于女人是一条"铁的纪律"！

现在是什么情况呢？不单不注意保暖，在遇到风寒袭击时，还往往采取过度的、一错再错的干预，雪上加霜！冷饮、通宵熬夜、夏天的低温空调、低腰裤、露脐装、饥饿减肥疗法、长期服用抗生素、药流、人流、产后疏于休养……可以说，损耗阳气的行为无处不在，触目皆是。

这些细节因素，日积月累，何止胞宫寒冷，她的身体已经成了一个寒窑，将来生孩儿就会出问题。我们在临床上几十年，总结来看，多数病人都病在一个"寒"字，不管是四十多岁的中年女人，还是十几岁的女娃娃。每天眼睁睁看着这些问题一再发生，甚至愈演愈烈，我们做医生的真是又痛心又无奈啊！

其实，女性最好的保健、美容方法，就是吃温热的食物，过温暖的生活。

这种温暖，首先从"肺气"这个第一道防线来固摄。肺管哪里呢？管我们身体和外界空气交接的地带，包括体外的皮肤和体内各种有空气通道的黏膜：呼吸道、消化道和泌尿生殖道。肺气就在这些地带设置了防线，抵御极端天气的侵犯，相当于一个过渡缓冲带。

这条防线的防御能力因人而异，但总的来说，都是有限的，寒气过大、过久地侵犯，会冲破防线，人就会着凉感冒、胃寒不消化、闹肚子、小便清长或便次增多、痛经、下白带。

怎么能增强肺气、或者说自觉地避开寒邪呢？其实也简单，在长期工作的冷气下，准备一条披肩，护一护领口这个开放地带；在变天、起风转冷的时候，立起衣领子，穿一双厚一点的袜子；每天早上起来，先喝一杯稍热的温开水，暖一暖消化道，驱除一夜呼吸积累的寒气，又快速补充了呼气带走的水分；工作特别疲劳，或者出门淋雨之后，回家烫烫脚，喝杯姜枣茶；在不得已要熬夜的时候，一定要多喝热水；经期小腹不适，要善于利用热水袋温通经脉；如果有条件，注意选择向阳的房间作为卧室，或者长期工作的办公室……

这些看似不经意的小细节，如果能长年坚持，能有效地保护阳气，整个人的精神、活力都会更好。

虽然人体的阳气是摸不到的，但终归是可以感觉的，所以我建议大家要有关照"阳气"的意识，把它当成人生的一个重要理念，时时刻刻地去在意它。

子宫第八乐章·**母子相生好"孕"到**

一个女人，只要她遵循自己的
天性，那么，不论她在痴情地
恋爱，在愉快地操持家务，在
全神贯注地哺育婴儿，都是最
美的形象。

————周国平

01. 温暖是准妈妈最需要的"营养"

| 田原笔记 |

因为对未出世的小生命万分在意，一场全面营养补益工程就在每个家庭里轰轰烈烈地展开了。全家都在听营养专家的建议，补钙，补维生素，补高蛋白，补叶酸……孕妇要加强营养，一人吃两人补，这是老理儿，准妈妈们常常忍着想吐的感觉，喝下婆婆或者丈夫亲手熬制的老鸡汤和营养全餐。虽然没有胃口，但是一想到对孩子有好处，捏着鼻子也得往肚子里塞。

准妈妈究竟该吃什么？宝宝到底需要什么样的营养？

| 王氏女科 |

几乎现在所有的人都认为，孕妇要加强营养。加强什么营养？这是一个模糊而混乱的概念。说法太多，太乱。孕妇本应该是更加慎重的特殊人群，反而吃得更乱，更糟糕。

我们该好好思考"营养"这个概念，一般来说，因为胎儿在母体里成长，做母亲的就会自觉不自觉地用自己的惯性思维去套胎儿的需要，营养专家也建议她们补充好生命生长发育所需要的几大原料：蛋白质、卵磷脂、脑磷脂、碳水化合物、维生素、叶酸等等，以便孩子长成大脑、内脏、骨骼、肌肉和皮肤。其实，这些营养学理论都是研究出生后的小孩得出的，而且只是物质层面的东西。目前的问题是，这些都补齐了，为什么胎儿停育的比例不减反增呢？事实上，对于孕妇应该加强什么营养，现代医学并没有给出一个正确的答案。有的只是民众胡乱而随意的说法。

我们在前面谈到一个观点：人一生有两辈子，十月怀胎的过程，就是一辈子，相当于前世；出生，就开始了今生这一辈子。这两辈子的生理特点有着根本性的不同，需要的所谓营养、补充营养的方法也就不是一回事。

怀胎怀到一定时候，胎儿就不发育了，自主选择了离开，这是现在临床的常见现象。前段时候，有一个女孩过来看病，她怀孕到四周的时候，胎音没了，胎芽还在。尽管这种情况在现代医学看来，胎心、胎芽都有。但是按中医来看，实际上没有生长出实质性的东西。脏腑、脑海都没有，是个空壳，是一个假象，胎儿已经不再生长了。

胎儿为什么不发育了？我认为，妇女怀孕以后，首先需要的不是营养专家说的营养，而必须是热量，也可以说是为胎儿充电的能力。中医说是阳气，一方面保证胞宫的温度，一方面输给孩子能量。胎儿初生长，需要很多阳气，来组织自体的生长，如果母体的阳气跟小孩生长所需要的热量不同步，供不上电，孩子的生长就从根本上失去了动力。这有点像工业生产，任何物质的形成首先要有"电"、"火"等能源，有了这点，吃什么都是补；少了这点，吃什么都是伤。这是现代医学与中医学对"营养"的不同诠释。

02. 母养子，子更养母

《美国医学会杂志》上曾发表过一篇文章，文中提到一所研究机构在孕妇的血液以及肝脏、甲状腺和脾中发现胎儿细胞的存在，并经研究证明，这些原始的胚胎干细胞，对母体的某些器官有修复和保护的作用，对硬皮病和狼疮等特种疾病提供自动的免疫能力。这也可以理解为胎儿能够"反哺"母亲的表现。

|王氏女科|

从中医的角度来看，女人怀孕以后，母体的"阳气场"就成了孩子的"充电器"。前面说过，最初开始生长的胎儿，只有胎心、胎芽，没有心音。是因为肝肾这些天赋的"能量罐"还没有储蓄，在某种意义上来说，这时候的胎儿还没有生命，它只是被动地接受着母亲对它能量的补充。

这时候，母子两人的关系，有点儿像在玩"二人三足"的游戏，母子两个在阳气的供给与受纳关系中必须同步。孩子需要多少能量，你都要有足够的储备跟上孩子的脚步才行。鲜为人知的是，大家都以为这种由母体到胎儿的营养，或者说能量供应是单向的，持续整整10个月的，其实不是，作为胎儿来讲，当他"被动"地长到三个月以后，他就有了属于自己的"能量罐"，并且组织起自己小宇宙的良好运行，反过来带动你的脚步。也就是说，母子之间的阳气是互相给予的，当胎儿的阳气"被充足"的时候，他可以反哺母亲，母子之间，就会出现一条无形的"阳气链"，双向交流。母体阳气充足，先期给孩子的阳气充足，孩子成长得顺利，就能顺利产生热量，反哺能力就强，在他长大的过程中，母体的热量会明显增加。我们经常会看到身边的孕妇比较怕热，因为她身上有着两个生命的热力。当这条"阳气链"运转顺畅时，两个人的节奏就一致了，就能共同走向胜利的终点。也就是说，不论任何生命形式，和谐、共荣永远是最美好的乐章！

这就是中医所说的"互根互用"，我们强调母子间这种互补关系。

母子之间这种"母先子后"的能量交换关系，就好比什么呢？就像父母生下小孩，你们要辛苦养他，他大了，就能养活你们了；人在母亲肚子里的时候，就已经存在这种"母慈子孝"的母子关系、母子情了。通常，大家认为健康的母亲才能孕育健康胎儿，其实在中医来说，健康的胎儿也能够增加母体的"抗风险"能力。所以说胎儿是有智慧的，而且生命力顽强。只要他足够健康，他就有能力为自己建立起隐形的防护网，加强对自我生命的保护，这种防护网表现为怎样的形式？就是对母体的"反哺"。就好比我们为了安全，要将自己的屋子建得结实、严密，以防外来伤害一样。

所以说，女人天命就是要生育的，正常生育是养护人的，对母体有益。非正常生育则是破坏性的，比方说不必要的剖腹产。现代医学在母体中发现的这些胎儿细胞或者别的物质，正是一种胎儿反哺母亲的表现形式，只不过中医和现代医学对孕妇营养的观点不一样，中医更强调一种动态性的关系。

母子间这种互补关系的建立，关键期在怀孕40天～90天时，也就是三个月以前。现代医学也很强调怀孕后最初三个月的重要性，认为要加强营养，其实应该加强的是女人的子宫功能和子宫热量。为什么有的人怀孕后常常吃凉的也没什么事？她的子宫热量好！为什么有的人吃凉的，吃冰棍，甚至吃水果都有问题？原因还在阳气不足！因为贪凉而导致的停孕非常普遍，而且这个人群逐年在增加。这个现象已经岌岌可危。

03. 养孕妇脾胃，就是造胎儿的先天

有人说健康这玩意，并不一定是生活条件越好，人的体质就越好。反而是什么呢？生活越好、越丰富，吃喝越复杂，身体烦恼越多。三高、癌症、慢性病等等，原因就在于身体的负担过重，结论是"病从口入"。成人尚且如此，胎儿呢，和我们成人的"阅历"相比，他（她）更娇嫩；"年"龄相比，他们的生命变化是以"日"龄、"周"龄为时间单位的。这样急速生长的嫩芽，对母体与"饮食"又有怎样的要求呢？

|王氏女科|

胎儿成长最需要的"营养"是母亲的阳气，水果和生冷食物是直伤脾阳的！可以肯定地说，以前没得吃是好事啊，现在有了反倒是坏事！

我们来看一下，大多数胎儿停育的妇女的临床表现：怀孕之后恶心、呕吐较轻，甚至根本没有出现孕吐，或饮食后有腹胀感，或口吐清水而不渴，或白带增多而腰酸困乏，面无光泽，舌质淡、苔白秽。这些

198

患者大多数有喜欢吃水果、生冷食物的习惯。原因是，专家说孕妇多吃这些东西对胎儿有好处！其实，这些个误传、误导，不知使多少脾胃虚寒的孕妇深受其害！错在这里！

受孕之后，不应该盲目进补，要补的话，要找好的中医来配药膳，但好医生毕竟是少的，我建议大家首先不要盲从，好多人怀孩子了，就开始跟别人学一些东西，或者是听电视专家建议，学着、学着就有了病了。为什么？人和人体质不一样，虚实寒热的偏颇各个不同，保健也该因人而异，专家的建议是告诉那些身体状况良好的人，而不是体质虚寒的人，这个前提没强调清楚，如果你本身脾胃虚弱，别人的那些东西你千万不要乱学，自己有自己的体质，别人有别人的，你不能把正常人的经历搬到自己身上用。

现在很多的媒体、广告都在举大旗，喊口号，说这样做最健康，吃那个能长寿……他没有在旗上写清楚：这些方法适合哪种体质的人，不适合哪种体质的人。结果所有人都跟在后边儿跑。那么多孕妇在怀孕早期吃了那么多生食，相当于每天在自杀，搞破坏！越是大都市人越是这样，小地方的人没这条件，所以还有可能不跟风去伤脾胃！我刚才说了，后天难补，补也必须补脾胃。怀孕以后多吃水果，多吃这个，多吃那个，她们这是在害自己，没有人管啊。什么对皮肤好，对身材好，你生不下孩子来，还说什么皮肤？你自己脾胃虚寒了，胞宫温度不够，承受不了那么多的营养品和寒凉的水果，怎么不会有流产和胎儿停育的风险？

山西祁县有个病人，她流产、死亡了六个孩子。最初医院用黄体酮，促绒毛膜性腺激素给她保胎，但这些东西还是保不住，每个孩子都死了。以后就挡不住了，成了习惯性停育。这个患者的公公是中医，找到我们这个地方了，好像是一个卖大米的人告诉他的。我们不出诊，他就自我介绍说他是岗上的，也是中医，在村里头开诊所的。他在村里也是很有名的，看得挺好的。为什么他找我，他孩子媳妇不找我呢？她已经卧床不起了！因为是同行，我就跟他到家去了四趟，一个月去两次，他儿媳妇28岁，怀上孩子刚一个月，阴道流咖啡色的东西，夹血，腹胀，少腹隐痛，腰酸困，小便频繁，舌淡白，脉缓滑，偶尔有一点恶心呕吐，很是忧虑，恐惧孩子又流产、停育。辨证来看，是脾胃气虚、肾气不固，先兆流产，治疗的方法就是健脾强胃兼顾肾气，帮助胎儿主动吸收母体的阳气，有力量让母亲呕吐。

十天后再诊，病人阴道的咖啡色样物及血带已经止住了，少腹两侧的隐痛还偶有发作，略有口干，腹胀减轻，伴有轻微呕吐。我在原方的基础上加了白芍炭，砂仁稍微加量，让她续服6剂。越来越好，然后一直就用原方加减，治疗到妊娠3个月。最后她顺利生下了一个男孩，母子健康。

先天为本，先天条件差的妇人，要通过后天弥补，调好了脾胃再怀孩子，接着保胎。先天好的，你可以随便点，但是呢，如果你仅仅是怀孕后稍为讲究，没有调理，孩子的质量也不一定是好的。通过中医的治疗，生出来的孩子更健康、更聪明！因为胎儿的肾脏发育得好，肾脏主骨、生髓、主脑。通过培补母体脾胃这个后天之本，来补益胎儿肾脏这个先天之本，孩子的先天就足。所以我们说，一个人的"前生"与"后世"不可分离。

▶ **初诊处方（请遵医嘱）**

方药：野党参，土白术，云苓，巴戟天，菟丝子，续断，桑寄生，阿胶（另冲），杜仲炭，破故纸（盐炒），炙甘草，黑芥穗，砂仁，煨木香，红枣。

服法：水煎服六剂，一日一剂，早晚空腹服。忌性生活，宜卧床休息。

04. 孕妇一定要学会的"辨证饮食"

| 田原笔记 |

我们不能说上帝睡着了，所以不能救人于水火。好多时候，人可以自救，只要你有独立的思维，只要你把外界传送进来的信息，用你自己的思维过滤一下。没有人是绝对的权威，特别是在身体健康这方面，还有人比你自己更了解你的身体吗？孕妇补充营养是一门学问，如何补，几乎是所有孕妇的必修课。但是这个补充营养的标准在哪儿，什么样的人要补充什么样的营养，那些鲜美而丰富的水果，那些被称作"美味佳肴"的东西……恐怕就不是哪个科学家说得准确了。因为，每个孕妇的身体条件不同。

| 王氏女科 |

好多女人怀了孩子，看到别人生下来的孩子又聪明、又健康，她就问，你怀孕的时候吃的什么呀？都做些什么呀？然后她就跟着学，吃什么东西，做什么东西……结果出了问题。

比方说，有人建议孕妇多吃西瓜，说是里面有这个成分、那个素，又能生津，又能止呕。西瓜是不是好东西？肯定是。但是很多人不知道，西瓜还有个别名，叫"寒瓜"。看字面就知道是什么意思了，性质比较寒凉。我们刚刚强调过，孕妇最重要的是守护好自己的阳气，就有病人说"有个专家让我多吃西瓜"……那么寒凉的东西，就算是正常人，吃多了都伤身体，怎么能说孕妇可以常吃呢？更何况，这些孕妇中还包括生过病的、以前怀孩子出过问题的。

　　女人怀孕的时候，在生理方面会发生一些特殊的变化，很容易出现一些与怀孕有关的疾病，这里边的根本原因在于她们素有些慢性的、平时不以为病的症状，如经带的异常，在受孕以后发作，影响了自身的健康和胎儿的发育。我们一定要注重平时的预防与治疗，即使是自我感觉健康的孕妇，也不能掉以轻心。

　　每一个孕妇，都要严格地辨证饮食，这个辨证饮食也包含了对所谓营养品的辨证。就自我孕期保健而言，我们建议孕妇在怀孕三个月之内，慎食水果和生冷食物。

　　《诸病源候论》说："邪入胞藏致令胎死。"这是很有道理的，但是这个邪是个什么邪？凡是身体不需要的，加重了子宫负担的，都是邪。比如说莜面，我们山西这边有这样的食物，莜面，很香，很多人爱吃，但是呢，脾胃运化不是很好的孕妇不能吃，因为莜面偏寒，吃了以后容易胀肚，孩子不接纳，不吸收，排斥它，她就老放屁，因为食物停留在中焦，消化不动，在肠胃里发酵产生气体。正常人，不掉孩子的，她消化能力好，就可以吃。

　　对于身体底子不好，有过流产或者胎儿停育病史的孕妇来说，凡是用来榨油的东西都要注意，像豆子、花生米等等，少吃。不要想当然说，黄豆是好东西，就老吃，确实，黄豆有营养，但要看在什么时候吃。在怀孕过了三个月以后，孩子自己壮一些了，才好适当吃一点。

　　我们在这儿也呼吁一下，如果你已经成为了一位准妈妈，为了你的孩子，切记不要盲目进补，也不要盲从别人的保胎方法。当然，也不是所有保健类药物都是错误的选择，比如西药的叶酸片是一种不错的保健药物，孕妇前三个月经常补充叶酸可以防止胎儿畸形，又能防止贫血，但是在量上一定要有很好的把握，并不是说吃得越多越好。最重要的还是养阳、护阳！

05. 养好胎，每天吃喝都是"药"

中医讲究"药食同源"，怎么个同源？这么说吧，就连咱们吃的蔬菜、水果、五谷都是"药"，是打开生命之门的钥匙，这些都与中医有关。有些食物稍加组合，还能具有特定的药效，驻进药店。比方说在西瓜里放上芒硝，隔几天，瓜皮上便出现一层白色的结晶，用干净的毛刷刷下来，就成了用传统做法制成的西瓜霜。

|王氏女科|

是否吃对了食物，与是否吃对了药，其实是一样的道理。有时候，食物比药物更危险，因为太平常，天天吃，很少有人去防范它。药物因为总是和病连在一起，"是药三分毒"，反而没有人过多地去吃它。所以说，吃错了好吃但不适合你的食物，那也带着"三分毒"啊。

但是呢，从积极的角度来看，有些中草药就是平常饭桌上的食物，善用它们，就能养益身体。药就是食，食就是药，不要认为中药就是

204

药，它是膳食，比如说扁豆、小麦、绿豆、小米、玉米、葱、姜……这些都可以入药、做食呀。《周礼·疾医》说：五药，草木虫石谷也。天上飞的，地上跑的，土里长的，样样都是药。

云南人为什么多长寿呢？云南人吃三七就像贵州人吃鱼腥草一样稀松平常，当成一道菜来吃，经常吃。三七活血化瘀、生血养血，鱼腥草清热解毒，对于在当地同样水土环境下生活的人是非常有益的。尤其三七根炖鸡，是三七产地——文山的首选名菜，做法是先将三七细根用清水浸泡洗净，装入已清洗干净的鸡腹内，其他什么调料都不要放，用汽锅炖熟，就可以上桌。

东北的名中药桔梗，有宣肺、祛痰止咳的作用，朝鲜族叫"狗宝"，那在当地是做菜吃的，用锥子挑成细条儿，放各种调料，是满大街都在叫卖的小菜。

再比方说南方常吃的柚子，它有几个品种，有的肉脆香甜，有的皮厚肉酸，但总的来说，柚子果肉都是清凉败火的。

在柚子的盛产地，有人专门种一些皮厚肉酸的柚子，掏掉酸涩的果肉，把厚厚的果皮切片晒干，就成了温化痰饮的橘红饮片，一种中药，化州种植的最为地道，这是药的范畴。

在食的范畴呢，岭南一带有用柚子皮炖肉吃的习惯，吃完果肉的柚子皮不扔掉，切片用水稍泡去苦味，和猪肉炒着或炖着吃，苦中带甘，又解油腻又理气消痰。

还有山西的特产——醋，家家户户吃面、吃饺子都要拌上一点，它也是一味药，酸性，有收涩作用。

中国人吃食物，吃得很有道理，跟西方不一样，不光吃一个口感，饮食文化和养生文化是一体的，每道食物后面，都藏着一个养生、祛病的方法，就看你会不会用了。

我们怎么选择自己的食物呢？第一个原则，就是吃本地土产，吃应季食物。"一方水土养一方人"，你生活在这个地方，这个地方就有东西能治你的病，能平衡你身体的阴阳。

我们山西人吃小米舒服，吃了别的东西，就不舒服了。有的怀胎的人吃了大米就会拉肚子。山西产小米啊，这就是山西小米养活山西人。再一个是面食，都说山西人喜欢吃面食，确实，但说的是传统面食，高粱米面，现在呢，种的白面太多了，五谷杂粮少了，山西人临床上得脾胃病的也多了。

反过来说，江南那一带就不产什么小米、高粱，主要种水稻，那边的人就吃大米、糯米好，那边的特产都是水磨年糕、糍粑、糯米酒一类的。

药也是这个道理，比方说人参，就一定要在东北找，在东北吃。在南方找人参很难，即使有也不具有足够的药性。长白山的野参最出名，因为那儿长年积雪，在这种寒冷的环境中生长出来的人参，一定是很有御寒力的，才能用来调和人体的阳气。

其实，野参本来并不像人们说的大热，吃了容易"上火"。张锡纯在《医学衷中参西录》中说，那个时候种参的人都用砒霜来杀虫，本来野参属性温和，但一加上砒霜它就变得很燥热。说明什么呢？人参的生长环境发生改变，就要影响到它的属性。

现在很多移植、改良过的人参，效果跟东北山上的野参不可能完全一样，它不在那土地里，缺少了那个环境，它的性情就变了，不那么原汁原味了。

相反，南方呢，一定是清热解毒的草药多，因为这里夏长冬短，甚至长夏无冬，长年雨水丰沛，环境潮湿，特别是夏天，暑气旺盛，在这些地方生长的植物就有克服暑湿的能力，具有清热利湿的性情，这个地方的人采食它们，就能获得相应的能力，消减自身所受的湿热。

还有四川江油的附子，它生长在阴暗、潮湿、寒冷的环境中，别的植物都冻死了，唯独附子还活着……它自身具有强大的抗阴寒能力，也能驱逐人身体里潜伏的阴霾。

这世界各地的生物都很有意思啊！药物也不过是其中用熟用惯的一些种类。从"药食同源"这个角度来理解我们吃喝的每一样东西，会有更多体会，在孕期服用一定的药物保胎，用对了，对胎儿只会更好。

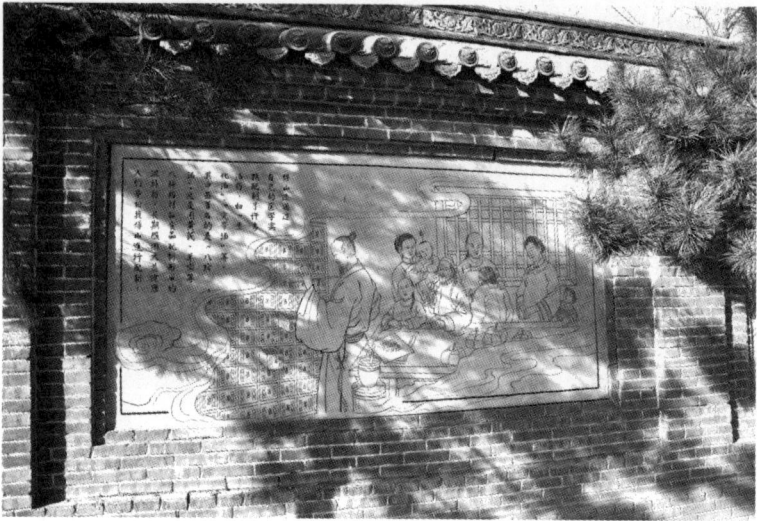

中华傅山园，为纪念傅山先生诞辰 400 周年而建。园内光影斑驳的墙壁上，刻画着傅山的故事。这些故事，在三晋大地上，代代流传着。

子宫第九乐章·**欢喜孕吐胎儿好**

从前人将女人比做花，比做鸟，
比做羔羊；他们只是说，女人
是自然手里创造出来的艺术，
使人们欢喜赞叹。

　　　　　　　　——朱自清

01. 孕吐，其实是好事儿

|田原笔记|

也许平常人不太留意，其实，和我们每天擦肩而过的 1000 个女人，其中就有 10 个人，在怀孕的时候，可能遭遇胎儿停育。这个比例，在有关部门有记载。甚至于，在某些妇科门诊中，将近三分之一的病人，都是来看胎儿停育的。

更为遗憾的是，胎儿的死亡和停育往往无法及早发现，大多是出现流血的时候，才到医院检查、确诊，为时已晚。

其实从中医的角度来说，可以给女性提供一个自查胎儿生命力、尽早察觉胎儿停育迹象的方法，可以避免更多的遗憾。

这个迹象，竟然是孕吐。

|王氏女科|

我们普遍是怎么认识怀孕的呢？一个女人，当她频频出现干呕时，旁人就会问她："是不是有喜了？"可以这么说，孕吐，是怀孕的一个

重要特征。正常情况下，怀孕初期，头三个月的时候，孕妇都有呕吐等早期妊娠反应，只是有的人呕吐很剧烈，持续时间比较久，有的人呕恶感很轻，持续时间短，还有的人，吐着、吐着，突然停了，不再吐了。

从我们临床上的观察来看，好多出现胎儿停育的人，别人都吐，就是她不吐，结果，不到四五十天，孩子就停止发育了，可以这么说，一开始就没有怎么呕吐的人发生停育的可能性要更高。

所以，及早发现胎儿停育，这个呕吐停了是最明显的迹象。这个呕吐，过去被认为是一个病理现象，但我们认为是一个正常的生理现象。除非呕吐得特别严重，超出正常范围，才能看作是病理现象。一般情况下不能作为病态，反而是胎儿健康发育的外在表现，而且，轻易不能止吐。对于"孕吐"，很多医生没有把它放到一个重要的位置上来观察，导致孕妇失去了最佳治疗机会。有个病人怀孕40天的时候，下体出血，到医院检查，医生说胎儿已经停止了发育，这已经是第二次发生了，给她检查过的医生，从来都没有留意到：这个女孩，在两次怀孕期间，从来没有出现过呕吐的症状，有时候就是觉得一点点恶心，但不会呕吐。

02. 孕吐，是胎儿在快乐成长

| 田原笔记 |

那么，为什么怀孕后会恶心呕吐呢？说法很多，美国一位生物学家研究说是胎儿拒绝食物中毒素的一种方式，恶心，吃得少，摄入的毒素就少，这是胎儿的一种自我保护。

那么，孕吐反应大小能够作为胎儿生命力强壮与否的指标吗？

| 王氏女科 |

从我们临床上来看，孕吐和小孩的生命力确实是相关的。这位美国专家的观点也有道理，孕吐是生命本能的一种表现，有一部分确实是源于胎儿对一些食物的抗拒、排异，但这个在我们看来不一定是毒素，而是泛指生命生长所不需要的东西。

为什么怀胎以后女人会呕吐？傅山先生有一个精彩的认识："妇人妊娠之后，恶心呕吐，思酸解渴，见食憎恶，困倦欲卧，人皆曰妊娠恶阻也，谁知肝血太燥乎？"又说："肝急则火动而逆也；肝气既逆是以呕吐恶心之症生焉。"

他的意思就是说，在怀孕之后，身体需要大量的热能和阴血去供应胎儿生长，阴血就聚于冲任两脉以养胎，母体的肝血就相对亏空了，肝气偏亢盛，身体在短时间内没法制造足够的阴血，血不敛气，包不住相对亢盛的肝气，气机就会上逆，就会恶心呕吐。不想吃饭，喜欢吃酸食，就是因为"酸甘化阴"，能滋肝阴，柔肝气，敛肝气。所以说孕吐、喜酸等反应是妇女怀孕初期的正常生理表现。

孕吐的发生有一个特定的时期：妊娠早期，即一个月半到三个月期间，胎儿生长肝肾"能量罐"的关键时期。按照傅山先生的理论，身体好的人，她的孩子生命力旺盛，能"日食母气"。

从现代医学提到的抗拒、排异这个角度来说，让妈妈呕吐还是胎儿的一种本能反应：为了保护自己的生命，支配母亲别把那些对成长有害的东西吸收进来。比如说，很多孕妇看到油腻的食物就想吐，其实不是她本身不想吃，在没怀孕的时候，她也很喜欢吃香的、油的，但现在孩子吸收不了，就不让你吃。也就是说，我们在生命的前期就有了自保的能力。

这种排异反应，只有够健康的、阳气充足的胎儿，才有能力完成。阳气不足的孕妇，她的胎儿也有一定程度的"虚弱"，所以她吐得不明显，或者压根儿就不吐。

如果身边有停育的孕妇，你问问她，很多人50～90天的时候基本上就不呕吐，她总感到肚子里头难受、发胀，吐不出来，这就不好。孩子的能量不够，根源还是因为母亲的阳气不足，子宫热不起来，没办法给孩子足够的能量，就没有这个吐的症状。

当然，不呕吐的孕妇并不是绝对会出现胎儿停育或死亡，也有些人天生就不需要呕吐这个环节，胎儿也生长得挺好，但这种情况，在我们的临床上来说，只有极少数的个例。

总之，怀孕后害喜是好事，但是，很少人能理解"孕吐"这个指标的深意，总想着止吐，而我们认为只有当它不及或太过的时候才算是一种病态。

在怀孕前期，要珍惜孕吐，三个月以后，呕吐会自然减退，这一丝不苟的三个月过去后，胎儿自己的阳气循环基本建立、稳定了，就能够接收较为丰富的食物营养了，母亲的胃口也就随之好起来。

03. 我的胎儿还在吗

前段时间一位读者打来电话，说她胎儿胎音还在，但是不发育，我介绍她去找一位妇科大家。专家当时给她开了七副药，跟她说，如果吃了药，出点儿血，胎儿就有希望保住，不出血，就很难保住。

结果，吃了药没有出血，孩子就走掉了。

从现代医学的角度来说，孕妇早期出血，说明胎儿可能不保，应该进行止血治疗，以出血来判断胎儿是否存活的中医原理是什么？

| 王氏女科 |

情况确实是这样，有些人怀孕了，当时没有任何妊娠反应，或者很少呕吐，只是有点恶心，肚子难受，到40～50天的时候，再检查就发现没有胎音，只有胎芽，被现代医学诊断为胎儿停育，胎儿最容易在这时候死亡。病人过来找我们，说你千万帮我保住孩子，可是在这种情况下，不是说每个胎儿都能救回来的，首先要知道这个胎儿究竟是好还是

不好，能不能成活。

我们家有一个独特的方子，能检验腹中的胎儿生死存亡，估计与这位专家有相似道理，但我们用的药更少一些，最多两副药，出血了，说明胎儿反应好，还有希望，可以一治；不出血，就很难了。

为什么要看"出血"这个信号呢？

正常情况下，胎儿在母体内的时候，没有病的情况下，子宫里很干净，除了羊水之外，没有别的东西。但是，如果怀孕过程中出现了异常，比如说，子宫的温度不够，能量不够，孩子太虚弱，或者是做母亲的经常生气，动了胎气，伤了孩子，孩子出了血；再有的，是母亲怀了胎以后有过先兆出血，医生给打了黄体酮或者开止血药，她子宫免疫力太差，血瘀在里面排不出来，还有别的渗出物。

这些血液和渗出物流到子宫里，排不出去，就会变成瘀血。一方面来说，出血减损了胎儿生命的发展，另一方面来说，瘀血又会侵占胎儿生长的空间，阻碍他的成长。结果，在断断续续出血的情况下，胎儿慢慢在长大，瘀血也在扩大，不只跟胎儿争夺领域，还会争夺营养，使得羊水浑浊不清——本来纯净的"海洋世界"，瘀血越积越多，污染了生存环境。

中医认为，瘀血不去，新血不生，这个时候，我们就主张先把瘀血排掉，使得气血重新通畅起来，让胎儿重新获得洁净的生长环境。就像我们种庄稼时，作物长不好，杂草丛生，就要先除草。用药物使孕妇出血，就像是"除草"。出血说明子宫的反应好，它收缩了。排出来的血有一部分是瘀血，这些脏血、血块走掉后，胎儿才有希望。

这个药方是我们的家传，活血化瘀，一般人根本不敢用，怕动胎气，孩子就掉了。关键也是度，把握不好，孩子真就掉了，当"杂草丛生"到一定的地步，孩子的生命力已经很脆弱了，两副药是个标准，先要保证孩子不会受到影响，在这个基础上，再来看瘀血能不能排出来，如果能排，该走的让它走掉就行了。

特别要提醒的就是，怀孕早期出血，有流产先兆时，身子弱的女孩子，别去打止血针，这么止血不能解决根本问题，反而会把瘀血留在子宫里，埋下胎儿停育的隐患。需要做一些整体的调理，再一个是平时在饮食和情绪上头都要注意，多卧床休息，让这个小生命养起来。在这种情况下，身体实在是太弱的，孩子该走的就走了，如果血自己停了，说明胎儿发育得还好，顶住了，该补就得及时补啊。

04. 抢救没呕吐的孕妇，让她吐

| 田原笔记 |

胎儿是无辜的，原始的生命启动力只能由母亲来给予，在停育前期，孕妇为什么难受呢？就因为阳气不充足，脾胃失调，子宫的温度差，温煦胎儿的功能差，气不往上走，老窝着或者往下走，所以会难受、或者下体出血。

| 王氏女科 |

不呕吐的孕妇很难受，这是病理现象。这个问题对现代医学来说是个难题，治不了这个病，但我们能治。按照我们前边说的思路，有停育征兆的人，先确定胎儿发育的情况，是否有抢救的价值和希望，确定了就要赶快调理，让她呕吐，但是不能用催吐的药，那样的话就算吐了也没用。我们要想办法，让这个胎儿重新具备吸收营养的能力。

说白了，脾肾两虚，阳气不足，类似于咱们锅炉里面没有火了，要加炭。子宫是奇恒之腑，它周围的邻家非常重要。用什么办法呢？看子宫的能量来源于哪个地方，"冲任主胞胎"，"肾主胞宫"，肾脏是先天的，怀孕以后，后天之本能不能正常工作，发挥最好的功能，这是最关键的。因为补肾难，补后天较易，所以说首要培补脾胃，兼以补肾。补脾胃，是很多中医人的大法，我们家主要在这个补的力度和药味的选择上有特色，比如说，补脾胃方面，我们常用《金匮要略》里的当归散和白术散，当归散由当归、黄芩、芍药、川芎、白术组成，其中重用了白术，这就是一味很好的补脾胃以生气血的药。现在这个方被很多中医用来治疗习惯性流产、先兆流产和月经不调。另外一个，白术散，能够健脾养胎，温中祛寒，但是这个药跟药店里卖的参苓白术散不是一回事，不可以替代，应该在医生指导下随方加减用，作为补血养胎的保健药物。

补肾方面，我们不太赞成用补肾的阴药，也就是补肾阴的药，而赞成用补肾的阳药，比方说巴戟天，它主治寒证，比如男性的阳痿、遗精，女性的宫冷不孕、月经不调、小腹寒凉冷痛，还有一些风湿性疾病。

有一个病人是我们亲戚家的邻居，36岁，多次做无痛人流，处理了三四个孩子以后，就出现了死胎，第七次处理完小孩以后，就没有月经了，两年没有来月经，类似于希恩病，脱发、闭经。她开始过来看病的时候是想来月经，治疗以后月经来了，她就还想要个孩子，结果顺利怀上了。但她以前有过流产、停育的病史，这次怀孕的妊娠反应也很轻，她还以为肚子里的孩子懂事儿，一点儿都不折腾他妈。但我们知道是因为她之前人流的次数太多，子宫的环境不是很好，这个孩子的排异能力很差了，生命力也很虚弱，就给她用上了预防胎儿死亡的药。用药一段时间，胎儿就有活力了，她开始有轻微的呕吐，越吃药呕吐越强，她说难受，我就说，你等等，再吐吐，吐的水苦了，只能躺到床上，连站都站不起来了再回来找我。而且，在这个期间，规定她吃饭只能吃白菜、胡萝卜，不能吃其他的东西，要是不想吃那就饿着。

熬了一段儿，她就说，不行了，不行了，我得把这个孩子去掉了，太痛苦了。我还是跟她解释说吐到一定程度的时候，会让你好点儿，舒服点，如果我用药用早了，这孩子就保不住了。因为他本来是一个虚弱的孩子，好不容易能让他有一些排异反应了，让他的妈妈开始吐了，说明这孩子能活下来。到了吐苦水的时候，胎儿的生命就足够强大了，再用药缓解一下呕吐的症状，而且也只能吃一副，不能把呕吐给止没了，如果母体没反应了，孩子就不行了。

这个女人还是挺坚强的，不像有些个来看病的呀，有点太娇气了，说我忍不了，吐得太难受了，就要去做掉。结果她还是忍下来了，已经3个多月了，过了危险期，做了B超，胎儿发育良好。

05. 过度孕吐有虚热，止吐要看金指标

孕吐，很多女人到了无法忍受的地步。吐得太辛苦。有的人吐得头晕目眩，真是连胆汁都吐出来了，吃不进去东西，孩子又哪儿来的营养呢？

这是很多准妈妈担忧的问题。

既然呕吐有它的意义，吐到胆汁都出来这种程度又意味着什么？

| 王氏女科 |

只有那些呕吐很厉害，连水也不能喝，起不来，头晕眼花的才需要稍作调理，因为一个正常孕妇呕吐过剧，会加重伤阴耗液，也就是现代医学说的电解质紊乱，另一方面，孕妇非常难受，一口饭都不能吃，胎儿得到的营养就要受到限制，一定要治疗。

《傅青主女科》中记载了一个很好的缓解孕吐的方子，叫顺肝益气汤，这个药啊，是傅山先生专门治疗妊娠恶阻的，这个药，我们不给有病的人用，这里所谓"有病的人"指原来有过胎儿停育、死亡或流产经

历的人，因为什么呢？对她来说，吐反而是一件好事儿，说明胎儿比较有活力，这个时候止吐，反而成了一种伤害。正常怀孕，没有病的人，吐得太厉害了，对母体和胎儿都不利，就要用这个方子替她营养胎儿。

这个处方不是强行止吐，而是帮母体"分担"任务。方子里有熟地、麦冬，这些药一般医生不敢用，熟地滋肾补血、填精益髓、乌须黑发，味道是甜的，甜就容易产生滋腻，好多人不用熟地，害怕越补吐得越厉害。可以说，这个方子，不了解的人看了都是反对的，同行就说，这是什么大夫，他还敢用熟地？但是我们偏偏就用，而且熟地的炮制法非常重要，直接影响药效，我们用的九熟地，就是蒸九次、晒九次，严格按照傅山先生的原文来炮制的。

为什么我们敢用？就是要理解它的道理。它的道理就是补肝阴、补肝血，前面说过，呕吐就是因为胎儿吸收母体的营养，造成肝血不足，肝气上逆，我们去补她的肝阴、肝血之后，就相当于让药物代替母亲去养孩儿，将她亏损过度的那一部分进行一个补充，她的呕吐状态自然就减轻了，又不会伤了胎儿。就是照顾一下母体，母体强壮起来了，她能够更好地营养胎儿。

这是傅山先生最高明的地方。吃这个药，相当于现代医学的输液，补液体、补糖的这个思维，相当了不起，这个方子没有熟地就不行。明末清初时候的人啊，他有这么远的眼光！

现代医学认为，呕吐要失去大量的电解质，人体机能就要紊乱，到了医院，医生会给她补充液体，在中医来说，这是对身体所流失的阴津的一个补充，但是这种输液，只能防止孕妇脱水和低血糖，解决不了呕吐的症状。

顺肝益气汤不一样，这个汤药，熬好了以后，只要你喝一口药，只要你口里头能藏一口药，咽下以后就能顶事，不但比现代医学的输液来得快，而且补肝阴、养肝血，在保证胎儿营养的情况下，又能缓解呕吐。

我太爷爷对这个方子的贡献很关键，他摸着了用这个处方的机关、一个时机，弥补了傅青主理论的不足。一般呕吐的人，有寒热虚实，顺肝益气汤不能给虚寒的人用，怎么辨别清楚呢？看她呕吐的程度，呕吐到有胆汁了，这个时候用上，效果是最好的。寒症的人一般呕吐不到这种程度，虚热的时候才会有这个症状。

也就是说，使用顺肝益气汤的时机有一个金指标：呕吐胆汁。在这个方子的基础上，我们又加了几味药，加强这个药的功效，尽可能地保证胎儿能够得到充分的营养。止吐的力度也很关键，吃一到两副药就要停掉，不能太过。

这里说的妊娠呕吐，是产前的问题，傅山先生还有一个方子，温肾止呕汤，是治疗产后呕吐的。

傅山先生说这是因为"产后失血过多，必致肾水干涸，肾水涸应肾火上炎，当不至胃有寒冷之虞"，是虚寒呕吐，和用顺肝益气汤的虚热证不同，补肾气，温肾气之后，肾气升腾，胃寒自解，间接地达到了温胃祛寒止呕的作用。

这个方子的使用时机也很重要，必须等到产后恶露排净之后，如果是产完的一两天内恶心想呕，是因为恶露没净，上冲作呕，要吃加味生化汤清化恶露；只有当恶露干净后用温肾止呕汤，才不会补益在恶露上，导致邪恋不去。

这些用药时机可以说是我们家祖传方法的关键，尽管用的都是傅山先生的方子，但什么情况下用，怎么用？都是我们家里口传下来的，因为我们理解他立方的真意，就可以活用。

比如说顺肝益气汤和温肾止呕汤这两个方子，都用熟地，这就是其他医生所认为的禁忌，但它得到的效果，非常不一般。

一个好的中医大夫，往往就是敢用禁忌，因为他掌握了原理，不脱离大法，在方式上也就能够随心所欲了。其实中医里的很多禁忌，可以理解为古人为后人树立的一道高"门槛"，把握不了严格的分寸，用了反而伤人，一旦窥得法门，禁忌反而是最有效的方法。中医讲十八反，十九畏，这些都不是寻常道理的用药方法，但我们家祖传的，很多都是反用药。有些病，不反着来，就没效果。

现在人说祖传，不只是传下来一两个方子那么简单，最重要的往往不是方子，而是口传、意传、手传、心传、笔传，靠自己去意会、领悟，再好的方子，要抓重点，抓特点，然后再根据自己的经验和领悟力，去思辨、演绎使用。

我们祖辈传下来的，缓解呕吐的办法，一共有八种，病人处于哪个阶段，哪种情况，就要用哪个方子，绝对不可以用错。

傅山先生大智大德，将毕生的经验留给了我们这些有缘人。

▷ 顺肝益气汤（请遵医嘱）

方药：人参30g，当归（酒洗）15g，苏子（炒，研）6g，白术（土炒）15g，茯苓10g，熟地（九蒸）15g，白芍（酒炒）10g，麦冬（去心）10g，陈皮9g，砂仁（烘，研）9g，神曲（炒）9g，竹茹6g，苏梗6g。

服法：水煎服，一剂即止，不可超过两剂。

▷ 温肾止呕汤（请遵医嘱）

方药：熟地（九蒸），巴戟天（盐水浸），人参，白术（土炒），山萸肉（蒸，去核），炮姜，茯苓（去皮），橘红（姜汁洗），白蔻（研末）。

服法：水煎服。一剂而呕吐止，二剂而不再发，四剂而全愈矣。

▶ 加味生化汤（请遵医嘱）

方药：全当归（酒洗）、川芎、炮姜、东楂炭、桃仁（研）。

服法：用无灰黄酒（注：无灰酒即不放石灰的酒。古人在酒内加石灰以防酒酸，但能聚痰，所以药用须无灰酒）一杯，水三杯同煎。

子宫第十乐章 · **别让分娩留下伤害**

我不过等一名前来结发牵手的人
结结实实伴着走上一程
并无意谈几场惨淡，不知下落的
恋，或是爱

　　　　　　——《时有女子》

01. 自然生产，宝宝和妈妈更健康

一个女孩儿，几年前剖腹产生下一个 6 斤重的儿子。高兴之余，术后女孩儿感觉有些腰疼，但她安慰自己：哪个女人生完孩子不腰疼？过几天就好了。幸福感让她一时忘记了疼痛，不想这疼痛到孩子满周岁时仍在折磨她，像在骨头之间垫了个钢板，隐隐地酸疼，晚上经常疼醒。如果吹了会儿空调，着了点儿风，或是下雨阴天的时候，疼痛更一发不可收拾，用她的话说：腰要折了一般。到医院检查、拍片，什么都看不出来。看不出来怎么治？直到今天，她儿子快满六周岁了，她的疼痛仍在继续，曾经笔挺、婀娜的腰肢，已经有一点弯曲的迹象。这个女孩儿，今年刚刚 28 岁。

80 后的女孩儿，出于对分娩疼痛的恐惧，很多人在生孩子时选择了剖腹产。剖腹产，能够让产妇在麻醉状态下较为快捷地娩出胎儿，较大程度上降低了难产的风险。去年，世界卫生组织在医学权威期刊《柳叶刀》上发布报告说，针对中国、印度、日本、越南和泰国等 9 个亚洲国家的调查发现，在 2007 年 10 月至 2008 年 5 月，中国的剖腹产率高达

46.2%，是世界卫生组织推荐上限的 3 倍以上，其他 8 个国家的平均值为 27.3%。

传统分娩和剖腹产，究竟孰是孰非？

| 王氏女科 |

关于现代医学的剖腹产，有这么个典故：

据记载，剖腹产手术始于罗马，当时只用于孕妇死亡而胎儿尚存活的特殊情况。至16世纪初，瑞士一个阉猪人因其妻难产而实施了开腹术。之后，两位意大利外科医生将开腹取胎应用于难产妇人，但因产后流血不止和后继感染，产妇一般不能存活，剖腹产术在当时被称为"灾难性手术"。

后来，这种手术经过了相当长一个阶段的改良，增加了麻醉术和抗生素的保护，手术本身在技术上也进步得很快，成为了今天很多女性分娩时选择的一种方式。

当然，在解决难产，或因病情需要的情况下，为保住大人，迫不得已进行剖腹产，这种手术确实有很大的贡献。但是，即使是西医大夫，也对剖腹产持严谨的态度：这毕竟是一种手术，是对身体的创伤，必然要有风险，因而不提倡代替传统的自然分娩。而且，经剖腹产出生的孩子，因为比产道出生的孩儿来得快，他要迅速适应另外一种环境，就有很多小娃娃，出现恶心、呕吐、呼吸困难、肺湿综合征，或吸入性肺炎等等。近年来的研究也报告说，这些孩子未经母亲产道的挤压，全身的感觉得不到全面的"激活"，在成长过程中手眼协调能力比较弱，脾气比较容易急躁，注意力不容易集中，患多动症和自闭症的几率比较高，医学上称之为"感觉统合失调症"。

而在中医来说，剖腹产所留下的隐患，可能远远比现代医学所研究证实的风险要大得多。为什么这么说呢？人体是一个相对封闭的整体。中国有句俗话，叫"人活一口气"。这口气从脐带被剪断的那个时候起，就被封存在体内。但是，因为有了手术技术，大家都着急地把自己的身体交给医生，交给手术刀。

中医认为，剖腹产首先是伤任脉，"任主胞胎"，相应的滋养就供不上了，所以，剖腹产的女人大多会出现乳汁分泌少和四肢无力的症状。而且，子宫被剖开后，肌肉的正常收缩功能被破坏了，宫缩不好了，中医的说法就是这个肌肉的固摄力不好了，结果阴道流血不止。

我们在临床上也观察了不少病人，很多本来身体很健康的人，在经历过剖腹产手术之后，体质明显变差了。以前能扛着大包走南闯北的西北姑娘，剖腹生了孩子后，上几层楼梯就冒虚汗。以前从不感冒，不管多冷都比别人少穿一件衣服的人，现在不但爱感冒，还比一般人更怕冷，生完孩子就得了关节炎。包括阑尾炎手术，好多人也存在这个问题。就是因为身体丢了一样东西，永远也找不回来了，这就是"气"。

前些年，选择自然生产的人少到一个低谷了，很多胎位正常，本来可以顺产的人，因为怕疼，怕阴道松弛，也情愿多花点钱做手术，麻醉后快速完成分娩过程。这些年，剖腹产的危害被提得越来越多，而且不少是遗留在孩子身上的问题，有的产妇出于为孩子哺乳的考虑，回归自然分娩，这个转变挺好，自然生产，虽然在产程中有一阵巨痛，但痛过之后就雨过天晴了，母子都经历了生命中必须经历的过程，获得了新的成长，这是生命中不可逾越的阶段。

02. 剖腹产，"切断"了乳汁的运输线

| 田原笔记 |

一个对中医感兴趣的读者，和我聊起她剖腹产后的一些感受。

她说，在剖腹产的麻药作用过去后，发现胸口处，两乳之间有一个硬硬的结块儿，她有点儿担心，就做了检查，结果什么也没发现。问了跟她同病房的一个产妇，也遇到了同样的问题，而且，乳房没怎么胀奶，奶水很少，宝宝不够吃。

后来，她在看经络图谱的时候，发现这个长结块儿的位置，正好是任脉上的膻中穴。但是，长块儿的原因还是不清楚。

出于穴位保健的习惯，她平时就下意识地去揉一揉胸口这个结块儿。过了一段时间，结块儿变软了。她就开始琢磨为什么会这样呢？后来她猜想，这个结块儿正好在任脉上，难道是剖腹产的刀口，正好"切断"了任脉，使任脉的气血一时不通，瘀滞在膻中穴，就产生了一个"气结"？难道经过一段时间的按摩，任脉渐渐畅通了，这个气结就渐渐散了？

| 王氏女科 |

她说得很有道理啊。任脉主一身阴经，胞宫是任脉的"总司令部"，任脉的气血从胞宫出来，向上经过胸腹，在上腭的"龈交穴"跟统领人体阳气的督脉会合。凡是精、血、津、液，这些阴性的东西都归任脉来管理，乳汁也在其中。

医院在给产妇做剖腹产时，切口有两种选择：一种是横切口，在阴毛线上方，垂直于腹中线做一个小的、横向的切口；另一种是竖切口，沿着腹中线，在阴毛线上方到肚脐之间做一个垂直的切口。横切口更为常用，竖切口用于分娩比较困难的情况。横切口就把任脉"切断"了，任脉里的气血，上下不通，下面的瘀着出不来，上面的等不到后来的，就不通，还空虚。膻中这个位置，正是任脉气血转输到乳房的中枢点，气血转枢不利，就出现了瘀滞。

奶水怎么来的？从中医的角度来看，乳房跟子宫是一体的，上下贯通，如果把任脉比喻为长江，子宫就是长江源，乳房就是长江一路下来后沟通的洞庭湖，走的是一脉水系。一个女人，从怀孕开始，身体就启动了全面的孕育工程，为将来产、育孩子做准备。

怀孕的第二个月，乳房会慢慢地膨胀，乳腺开始增生，之后每一个月，乳房都要发生些微变化，越来越饱满，以备将来哺乳。这一切，现代医学归功于催乳素的作用，中医则从另一角度来理解：身体一切变化，都是气的作用。女人生产孩子的全过程，有全身用力的阶段，这时候，她的全身是鼓气的、胀气的，有了这种胀，任脉的气血才能从十月养胎的胞中走上乳房，乳房才能饱满，饱满才会胀奶，胀奶其实就是中医常讲的气血充盈。坚持母乳喂养的话，一般在产后4～6个月就可月经复潮，其实都是气血化生物质的转变。随着孩子长大，辅食增加，母乳量减少，气血又从乳房回到了胞宫，成为月经。

剖腹产的产妇，乳汁分泌少的人能占到50%，就因为气不足了，没有办法让乳房饱满，不饱满就没奶、少奶。所以说，剖腹产给下奶造成了困难，上下分离，乳汁生化无源。孩子不够奶吃，就只好吃奶粉，吃奶粉的孩子免疫功能跟吃母乳的孩子完全不一样。为什么吃母乳的孩子6个月之内不感冒？为什么吃奶粉的孩子就容易感冒？这个乳汁不简单，它是滋生免疫功能的东西，是老天爷给你带过来的！而且，有些孩子挑嘴，不爱吃奶粉，结果时间一长，营养不良了。一个人的问题，就变成了两个人的问题。

　　现在的医院光管你把孩子安全生下来，不管乳汁的问题。其实生子与哺乳，本来应该是"一条龙服务"，生下了孩子，就要考虑母亲乳汁的分泌是不是正常、充足，除非是先天性乳汁不分泌，那没办法，否则，每一个医生，都应该关注新产妇的哺乳情况，及时地帮助她解决问题。

　　还是那句话，身体和家庭一样，是一个整体，牵一发而动全身，上边是乳汁出问题，下边也必定有问题，一处虚必有另一处的实。剖腹产后很多人会发现，乳汁不足的同时，下边却是恶露不尽，这两个问题的根源是同一个：任脉上下不通。

　　这个看似普普通通的手术，给中医出了很多的难题。在这里，要顺便多提一句，如果生产的时候选择了剖腹产，产房里万万不可开冷气。手术使人体的气泄了、虚了，外面的寒气就会长驱直入，深入体内，为今后生殖系统的各种肿瘤埋下种子！

03. 祖传秘方：产后热服生化汤

近几年来，"奶粉事件"频频发生，糊精奶、三聚氰胺奶、皮革奶、解抗奶……在奶粉的安全危机中，母乳喂养重新得到大家的重视。

但是，重新和自己的宝贝亲密接触的新妈妈又遇到另一个难题，就是想要哺乳，却苦于"粮仓"空空。

于是，保姆市场中，会"催奶"的月嫂开始走俏，成了职业"催奶师"，月薪直逼5000多元，比白领还"滋润"。这种集体"断奶"的盛象，似乎也和如今传统生养方式的断代，以及剖腹产的盛行有关。

|王氏女科|

现在的产妇，都会喝一些猪脚汤，或者鸡汤来催奶，其他各种补品就更不用说了，这些补品都有不同程度的补益气血、下乳的作用。但是呢，这些个方法的原理都比较泛，大多只关注到一个"补奶"的问题。其实，早在古代，就有一个非常有效的"产后万能药"，它解决的，是

产妇整个身体的康复问题，不只催奶，还能清恶露，促进任脉气血的活泼运行，母子健康。

这就是傅山先生的生化汤，提到这个方子，我们很想广泛地呼吁一下，生化汤实在是太好了！要是能得到大众的认识，肯定会引起一个女性产后保健的革命，是保障女性在生育之后顺利转型的最好办法。我们家里，从老大到老四家的媳妇都不会没有奶，要归功于这个方子。在古代，女人生过孩子都要喝1～3副的生化汤，现在很多地方没有这个传统了，但在我们山西的民间，流传有"不论寒热、产后必服生化汤"的说法，生化汤有"产后第一方"的美誉。

生化汤，顾名思义，就是既"生"又"化"，"生"就是生新的东西，包括气血、乳汁，"化"是化瘀，主要是化排生孩子过程中胞宫里瘀滞的陈血和脱下的内膜组织。产后的人体是很虚弱的，元气也不足，没有能力自行将子宫内部清理干净，只能一点点儿地往外"扫"，恶露走1～2个月，里头既有坏血又有新血，这样好伤人的，子宫恢复得不利索，创口不能愈合，容易诱发一些个炎症，新血也跟着耗费，本该到上边生成乳汁的气血也会被耗用掉。用生化汤，上生下化，这是同时的作用。

七味生化汤有个歌谣：当归川芎黑姜炭，红花桃仁益母草，后面跟着炙甘草。生第一胎用五味药，当归、川芎、桃仁、炮姜、炙甘草，第二胎加了红花和益母草，是七味药，更兼顾到过往的瘀血情况。总的来说，生化汤的加味不下20个方子，但万变不离其宗，五味是化源。

在《傅青主女科》里，生化汤最原始的作用，其实是清理产后恶露。之前说到人流后的出血时，也介绍过喝这个方。我们把它的作用扩大了，把使用时机也更明确了，关键时机是在生孩子以后的24小时，在这个时间段内使用，产后病就少得多了。这也算是祖辈们在生化汤的基础上做出的贡献。

生化汤的成药是生化丸，这个药可能很多地方的药店都没有了。但是，在山西，很多医院都把它作为一种常用药来用。

但是，这里边还有一个秘诀，我要告诉你：生化汤和生化丸还是不一样的！生化"丸"这个剂型本身就不对！为什么呢？傅山先生在书里写的就是"生化汤"，说的就是"汤"，不能用"丸"剂的。丸药是拿什么做的？丸药就是把药打磨成粉，就像咱们和面一样，倒上蜂蜜，把它和起来，揉成一个团，这就是丸药，那里头的药是"生"的，没有煎煮过的，会降低这个方子的效用。最开始我们也都没意识到这个细微的差别，这是我临床多年的体会，为什么不应该吃丸剂？就是因为产后体虚，内有虚寒，身体里面的环境是特别寒冷的，不要吃生的药。要吃熟药，喝熬过的汤，这是熟药，就跟我们平时吃饭吃菜一样，熟菜更好消化。如果你吃上生药，脾胃本身就是虚寒的，热能有限，到时候光负责这个药的消化就够了，不管乳汁了。这个方就具备不了"温经止痛、涤清恶露、化生乳汁"的功能。热汤则是很容易消化吸收的，并且是四通八达的，能使药性尽可能大地发散出来，这就是汤剂的好处。相对而言，汤剂跟丸剂的作用是不一样的，丸药治的是慢性病，汤药治的是急性病。

现在有不少原来是汤剂的方子，做成了丸药或胶囊，进了药店的中成药柜台，比方说藿香正气胶囊，比方说生化丸。这样做肯定是普及了中药的使用，方便携带和服用啊，现在人都忙，也没什么时间自己熬药。但是，汤药就是汤药，它的效果，是丸药没法儿代替的。来了产后的病人，我会先问她吃了生化汤没有，她要是说吃了生化丸，我就批评她们，把生化汤的本意扭曲了。坚持用生化"汤"这种认识可能在台湾还有一些保留，在台湾，生化汤被做成一种药包，当成必用药提供给产妇，让她们生完孩子后煎汤喝。确实，生化汤对剖腹产的人也有好处。

04. 坐好月子，气血畅通治旧疾

有个网友说，她今年 36 岁，剖腹产生的儿子。坐月子的时候，跟家里人生了气，结果落下了一个关节疼痛的毛病。周身关节轮流疼痛，到哪儿都没治好。又过了一年，左手腕关节疼痛，关节僵硬，不能转动。在得不到正确医治的情况下，她的左手腕失去了 80% 的运动功能，更糟糕的是，从去年开始，右手出现了与左手相同的症状。她去验血查了类风湿因子，检测数值正常，不是类风湿。这病就一直找不着原因，也没法儿医治。

在很无奈的情况下，她想到一句俗语：月子病，月子养。还有一种说法，说女人生育之前身体不好，借生孩子这个过程能把身体养得非常好。这是什么道理呢？

|王氏女科|

其实，像她的这种情况，生气只是一个因素，主要还是坐月子的时候气血亏虚了，尤其是肾气大亏，给了外邪可乘之机。出现产后疼痛的

人不少，特别是大城市里的人，北京、太原，专程为这个来看病。这种疼痛跟一般的疼痛是不一样的，腰疼，脚后跟疼，有痛得起不来身的，不能下床。

为什么生产这个过程会让一些女人亏得这么厉害呢？因为生产的时候，无论顺产还是难产，她都得发力，一出力就要发汗，发汗之后全身的毛孔——门户就开了，门户开了之后，身体不够好的人，太累了，精气不足，管不了了，就没有了"关门"的功能，这个时候是门户大开啊，就好像是没有门帘了，外邪随便出入。

在这种情况下，治疗产后疼痛跟其他实证疼痛的方法就不同，实证痛可以通过发汗祛风解决一大部分，但是，产后疼痛是大虚，虽然风邪已经进来了，但你不能光顾着祛风，这样会越治越虚，因为祛风药它本身有活血化瘀、通经脉的作用，她本身就大泄了、门户已经大开了，再用通经的药，就会导致邪气一会儿进来，一会儿出去。除了汗法，吐法和下法这些个通泻的方法也是不能用的，她需要你用药来帮助固气、敛汗，把门关上，所以，产后受风、疼痛以补为主。

补谁呢？这就要考虑门户归哪个部门管了。首先是归肾脏管，生孩子这事主要在它；再次是责之于肺，归肺管，因为肺主皮毛。也就是说，肾负主要责任，肺负次要责任。还有一个，脾主肌肉，统中气，五脏皆虚，要找脾土支援。这个时候是什么状态呢？它们都不管，休礼拜天去了，必须让它们赶快回到周一上班的状态上来，也就是周日加班。

下方子的时候先把门关上，关键是调和营卫，就是让她穿上衣服的意思，不是说真的衣服，而是让她的毛孔有自主开合功能，把外邪驱逐出去后关门，不要让风再进来。用药以黄芪为主。我们爷爷治这个产后疼痛，两副药就能让产妇下床，我们现在两副药不行了，得四副。

话说回来，这种产后疼痛的最佳治疗时间是坐月子的时候，身体大虚，反过来说，其实也正是身体大修的机会，老话就有把月子称为"金月"的。如果在这个时候劳累了、受寒了，会积下各种疾病，要治疗的话，还得抓住子宫的开放期，才能调理得了，开放期包括经期和产期，但开放程度还是有区别的。

生产之后隐隐作痛的问题，一般来说，恢复要花半年时间。

至于说，女人为什么能借怀孕生产这个过程重建身体呢？现代医学有一些研究证实，女人在怀孕的时候，内分泌发生了很大改变，免疫系统是受神经体液调节的，免疫系统也会发生很大的改变，孕产这个过程，相当于是身体机能大调整的过程。

中医则认为，十月怀胎的过程中，母体的气血都要去"喂养"胎儿，而胎儿在三个月后开始能反哺母亲，所以孕妇的气血运行比常人要旺盛很多。这时候，人的经络血脉，就像迎来了春潮，强大的力量，能把淤堵的地方冲开，甚至说冲走，就有可能治愈或缓解一些旧疾、暗疾。这也解释了为什么"月子病，月子养"，就是为了借助下一波春潮的力量。

人的血脉运行，是很有意思的学问。比方说，中医的脉诊，通过切脉就能知道你月经是不是要来了，什么时候来；还能知道你怀没怀孕，大概怀几周了。很多人认为神奇，这些都是要靠B超、彩超才能解决的问题，中医凭三个指头就全解决了！其实，切的就是气血的运行态势，月经来潮的时候，脉象洪大，有点儿山雨欲来风满楼的气势，气血暗涌；而在怀孕以后，母子二人合于一体，代谢加强了，气血充盛、往来流利，脉象上就出现了滑脉，这些都是生命的大智慧和无与伦比的艺术。

附·**闺蜜分享**

那时的我，是一个美丽的女人。

我知道，我笑，便如春花，必

能感动人的 —— 任他是谁。

—— 三毛

01. 平生不识傅青主　纵做女人也枉然

　　傅青主（1607～1684）本名傅山，字青竹，后改字青主，阳曲（今山西省太原市尖草坪区向阳镇西村）人，清初著名学者，哲学、医学、儒学、佛学、诗歌、书法、绘画、金石、武术、考据等无所不通。世人评之：字不如其诗，诗不如其画，画不如其医，医不如其人。

　　他与顾炎武、黄宗羲、王夫之、李颙、颜元一起被梁启超称为"清初六大师"。康熙帝曾授予他中书舍人的官职，被其推脱，并终生拒绝与清朝合作，终老林泉。文哲武学皆有专著，医学方面更著有《傅青主女科》、《傅青主男科》等传世之作，被时人称为"医圣"。其中，《傅青主女科》中的方剂大多由他原创，迄今其理论和方剂仍被广泛应用于妇科医疗领域，可谓为人不识傅青主，纵是中医也枉然。

　　无论是哪个年代，作为女人，你应该识得傅青主！作为女人，你可识得傅青主？

　　他是一个男人，也是一个生于300多年前的女科大夫。年仅26岁的他，在爱妻过世后终生未娶，与独子相依为命，并在明朝消亡之后，入观为道。

爱妻的离世，让傅青主一生不能释怀。不知道什么时候起，这个文韬武略、琴棋书画无有不通的英俊少年，习得了医术，尤其精于医治生病的女人。他还将毕生的经验写成《傅青主女科》留传后世，书中记载了包括白带病、出血病、月经病、不孕和妊娠病等女性疾病的病因、症状及治疗方法，几乎囊括了现在女性的所有常见病，成为经典之著，中医大夫们的必读之书。书中还记载了众多方剂，至今仍然被应用于妇科病的临床治疗，疗效显验，甚至能够解决现代医学尚无办法的妇科难题。

时间走过300多年，他的身影一度出现在徐克导演的《七剑下天山》中，尽管也是个侠义肝胆的汉子，却少他骨子里的那份"苦于情重"。也许，正是他把对妻子的病情绝爱，揉进了医术与方药之中，才使得傅氏女科经久不衰。

他以一个男人的身份，通过中医、中药这样的形式，通过他的《傅青主女科》，永生永世地拯救因于疾病而隐入囹圄的中国女人。

说起王氏女科与傅青主的缘份，很难追溯具体时间。

王氏女科起源于宋朝，到了清朝王士能，已经是第八代传人。在结识傅青主以前，王士能在治疗女人病方面已经很有名声，最著名的典故，要数明朝晋王妃怀孕的时候，头昏、呕吐、乳房疼痛，不能进食，许多医生不敢入药，怕伤了将来的小王爷。王府的佣人们，辗转请来了当时在民间小有名声的王士能，用三剂汤药医好了王妃的不适。晋王为了答谢他，允许当时王氏定居的陡道沟从此不交赋税，后将陡道沟改名为"免交沟"，百姓为了感激王氏，称他为"大明良医"。直到清朝末年，人们才取了谐音，改成了今天的"麦荞沟"。

再后来，王士能与傅青主相识了。大概是医治女人病的大夫，内心里都多了几许情重，俩人一见如故，时常把盏切磋医技。渐渐地，王氏在临床医病的时候，大量借鉴傅氏的论点和方剂，并在将王氏医术和药方传与后代的同时，也用口传的方式，将傅氏之法、之方药一代代传承了下来，王氏后代拜傅青主为师祖，世代供奉他的塑像，被世人认定是傅氏女科正统传人。

王氏女科家族变迁：

王氏家谱、碑文记载：我族王姓，本商朝比干丞相之后，世居太原琅雅二郡。唐宋以来，"避乱迭迁，族繁难以备考"。始祖王厚，原是宋朝名医，迁居山西平遥东泉镇，为泉乐里三甲中人，王氏女科，自此医道家传不断——

始祖王厚：宋朝医家，始创王氏女科。

第四代传人王时亨：宋朝进士，也是颇有名望的中医女科医生。

第八代传人王士能：因给晋王妃医疾有功，晋王勒赐"龙衣"，并封王氏女科为"历代良医"，并将其家乡住地陡道沟改为免交沟（即免征当地一切地税钱粮）。

第十二代传人王伯辉：明代皇帝赞其"世承先代医人"。

第二十代传人王笃生：为王氏女科的重要继承人之一，后传："吾祖王笃生，女科一医精，至今二十世，后世遵道行。"

第二十六代传人王裕普：山西四大名医之一，自幼残疾，人称"妇科神手"，曾任三届政协委员。新中国成立之前，其精湛技术已誉满三晋，因响应政府号召，1952年结束了个人行医活动，参加了"道虎壁联合诊疗所"医疗工作。1958 年成立了以道虎壁王氏妇科族人为主的"平遥县中医妇科医院"，是院中的骨干医生。1960年妇科医院与县人民医院合并后，他是医院中医妇科惟一的主治医生。

第二十七代传人王培尧：王裕普第三个儿子，自幼天资聪慧，幼承庭训，勤学钻研，十五岁起（1951年）开始治病救人。1958年，在山西省平遥县政府街创办了山西省首家中医女科医院，即山西省平遥县道虎壁中医女科医院，誉满三晋大地。

第二十八代传人其中一脉，王楷明、王楷亮、王华、王阳即是王培尧之子。

现该支脉第二十九代传人：王大兴，昆明医科大学附属医院医生。

王浩，任职山西中医学院，山西省中西医结合医院医生。

王嘉兴，复旦大学附属上海医院博士研究生。

王高兴，北京中医药大学研究生在读。

02. 80后的祖传中医
——王氏女科第29代传人王浩回忆录

灯下提笔，思绪万千，因为这样的自叙还是第一次，第一次写自己所走过的路，所经过的事，第一次记录我和父辈们的故事。

回忆一：

儿时，总能听到街坊邻居这样介绍我："先生家的儿子"，一直也不明白，直到初中学了鲁迅先生的文章，才明白不仅老师是先生，医生在过去也被称为先生。

儿时，也不知什么是"祖传"，因为80后的这一代，提及"祖传"二字，甚至会让别人嗤鼻。更不理解，为什么每天放学之后，一定要背诵《药性歌诀四百味》，甚至还要挨打！

儿时，在记忆中，爸爸每天都是在低着头写药方，每天都是在给各种不同性别、年龄、身份、打扮的人看病。而且女人偏多，经常听到月经、大小便、肾虚、脾虚等生理和病理名词，直到上了初中学了生理课，才隐约感觉到我所背诵药性当中所提到的"经"字的含义。

儿时，在逢年过节，或者我的寒暑假，回到故乡平遥，也是同样的场景，"刺鼻"的中药味，来来往往的病人，以及熟悉的生理病理名词……很朦胧，很淡然，觉得这些好像与我没有什么关系，这种意识模糊的思维一直延续到我高考之后。

回忆二：

我的大学是在山西中医学院度过的，至今我仍然在这里工作和学习。大二的第二个学期，有一天突然感觉自己身上发冷，嗓子痛得连喝水都觉得困难，而且高热不退，甚至还有呕吐。因为自己是中医学院的学生，所以就去附属医院看病，说实话，心里很抵触医院，因为第一次离开家，以前在家有这些病痛，都是父母给我吃些药就好了。

当时附属医院的一位老师给我开了一些药以后，很直接地告诉我，把扁桃体切掉，我听完后拿着他的处方就坐上了回家的长途汽车，一进门，爸爸抬头看了我一眼，说你这次病得比较明显，并且问我嗓子什么感觉？口苦不苦？怕不怕冷？边说边拿着砂锅在药房很熟练地在药斗子里用手抓了几味中药，告诉我说去切一截葱白。第一碗药下去，可以喝水了，而且身上明显觉得不冷了，第二碗药下去，晚饭吃得很香，次日早晨，喝了第三碗药，我坐上了返校的长途汽车。

这对我是一次不大不小的触动……难道，爸爸的药真的这么灵？？

回忆三：

即将要大学毕业的时候，本身是学中医专业的我，仍然没有给自己一个准确的定位，自己真的是要从事这个祖辈们都在做的行业吗？正踟蹰的时候，有一个留校工作的机会，我就这样开始工作了。

2005年，夏天，学校的一位怀孕的女同事，第二次在怀胎45天左右流产。某天下午她找到了我，她听说平遥一带有一家人专门从事中医女科，尤其对胎前产后有独到的见解与疗效，我随口告诉她家里的地址与电话。12月的一天，这位同事泪流满面地找到我，说我在他们家立了一大功！我说怎么回事？她说因为我父亲给她保胎、安胎，这个孩子终于活了下来，此时她已有四个多月身孕，并于2006年5月底顺利产下一7斤左右的男婴。

这件事对我撼动颇深，似乎才意识到，我的家族，传承了几百年的王氏女科，确实是有真功夫的。是不是正应了那句古诗"不识庐山真面目，只缘身在此山中"？

犹记得刚上大学那会儿，对于中医的那种迷茫感让我沮丧。明明知道中医有疗效，有时甚至是神效，而自己也曾经是中医的受益者，但如何辨证、怎样开方、用药多少，在学习了许多中医课程并临床实习过后，仍不是很清楚。也曾在寒暑假时，亲朋邻居找我来看病，我把中医道理说得还算清楚，西医道理也还算说得明白，可一到开方用药时就茫然不知所措，心里打鼓。先不说选方对错，就是每味药的用量就不确定。努力回想中药方剂书上的常用量，可如果常用量是10～30克，我到底该用多少克呢？结果十有八九药不奏效。几次下来，不但别人对我没了信心，我自己也失去了信心。我想这是很多中医本科生曾经、现在和将来所面对的问题。

学习中医没有临床实践，没有跟师学习是学不好的，最起码药的剂量、加减变化就无从掌握。在我看来，很多本科生毕业后转了行，做了药品销售代表，或者做了其他行业，甚至在考研时就转投了西医或其他热门专业，是因为缺少了一种"免疫力"。很幸运，我有这样一个家族，有这样一种资源，使我在"母乳"的喂养下，得到了别人得不到的"免疫力"，这种"免疫力"是年轻的中医人所必需的。中医学生要想取得对中医的信心，要想自己有底气，就得多多临床，多多实践。中医的信心从何而来？就是从实践中来。

经历了诸多想法和诸多做法的我，终于回归到了这份家业的轨道上来。也许是从小的耳濡目染，也许是家庭的熏陶，更重要的是我接受的中医学院高等教育，使得我回到这个轨道上没有费力，但越是去学，越觉得自己很匮乏，越觉得自己的功底还不够扎实；但是，独立医治病人，并取得疗效时的那种喜悦与满足，却仍然给了我信心和勇气，在这条中医路上一直走下去。

王浩

公元2009年，国庆，夜

03. 学院女生健康问卷

　　此调查分为生活起居、身体指数和心情指数三部分，我们希望通过调查了解当代院校女生的生活方式和健康状况，以便有针对性地对大家的健康状况提出建议。调查为匿名方式，我们期望得到您最真实的回答，希望大家一起来关注自身的健康，收获阳光生活！

年龄：＿＿＿＿＿　　　年级：＿＿＿＿＿　　　专业：＿＿＿＿＿

生活起居

1. 你早上一般几点起床？
　　A. 七点左右　　B. 八点左右　　C. 九点左右　　D. 十点以后
2. 你晚上一般几点睡觉？
　　A. 十点左右　　　　　　　　　B. 十一点左右
　　C. 十二点左右　　　　　　　　D. 一点以后
3. 你中午休息吗？

A. 只有夏天休息 　　　　　B. 不一定

C. 每天都休息 　　　　　D. 从不休息

4. 你每天大约睡几个小时？

A. 六个小时　　B. 七个小时　　C. 八个小时　　D. 九小时以上

5. 你吃早饭吗？（未选D的同学请跳过第六题）

A. 每天都吃　　B. 有时候吃　　C. 偶尔吃　　　D. 从不吃

6. 你不吃早饭的原因是？

A. 起床太晚了　　　　B. 没时间吃　　　　C. 不想吃

7. 你吃晚饭吗？（未选D的同学请跳过第八题）

A. 每天都吃　　　　B. 大部分时间吃　　　　C. 很少吃

D. 不吃

8. 你不吃晚饭的原因是？

A. 为了减肥　　　　B. 以水果代替　　　　C. 怕发胖

9. 下面几种食物中，你相对比较喜欢的是哪个？

A. 拉面、饺子　　　　　B. 米饭、盖饭

C. 麦当劳、肯德基　　　　D. 烤串、涮锅

10. 你每周大概运动几次？

A. 三次以上　　B. 两次　　　C. 偶尔　　　D. 从不运动

11. 大部分课余时间你在做什么？

A. 上自习　　B. 逛街、玩　　C. 上网　　　D. 兼职

身体指数

1. 你早晨起床的时候会否感到头晕？

A. 经常　　　　B. 有时　　　C. 偶尔　　　D. 从不

2. 你每个月的例假是否准时？

    A. 很准时   B. 基本准时   C. 常常推迟

    D. 常常提早

3. 你是否有痛经的症状？

    A. 经常   B. 有时   C. 偶尔   D. 从不

4. 你是否曾怀疑自己得妇科病？

    A. 是   B. 否

5. 你是否为妇科病去过医院？

    A. 是   B. 否

6. 你平时化妆吗？

    A. 每天化   B. 有时化   C. 偶尔化   D. 从不化

7. 你认为化妆对你的皮肤是否确实造成了伤害？

    A. 是   B. 否

8. 你是否曾出现便秘的症状？（选C的同学请跳过第九题和第十题）

    A. 是，常常   B. 偶尔   C. 没有

9. 你是否曾为此求医？

    A. 是   B. 自己调理   C. 不管它

10. 你认为治疗这类疾病中医与西医哪个更值得信赖？

    A. 中医   B. 西医   C. 不了解

11. 你每天使用电脑的时间平均是多少？

    A. 三小时以下   B. 3～5小时

    C. 6～8小时   D. 8小时以上

12. 你在使用电脑时有否出现如下情况？（多选）

    A. 腰酸背痛   B. 手指肿胀

    C. 头晕、恶心   D. 思维混乱

13. 你是否会在使用电脑过程中暂时离开休息一下？

    A. 不会　　　　B. 偶尔会　　　C. 常常

14. 你的视力如何？

    A. 很好　　　　B. 轻度近视　　　　　C. 近视较严重

    D. 其他眼病

15. 你认为自己的健康状态是什么？

    A. 很健康　　　B. 亚健康　　　C. 不健康　　　D. 大病边缘

心情指数

1. 你对自己：

    A. 很不满意　　B. 不满意　　　C. 满意　　　　D. 很满意

2. 你觉得你的生活：

    A. 很不充实　　B. 不充实　　　C. 充实　　　　D. 很充实

3. 你有没有试图想改变现实状况？（选A的同学请跳过第四题）

    A. 从来没有　　　　B. 偶尔有想过

    C. 常常有　　　　　D. 天天想

4. 你改变你不满意的现实：

    A. 几乎没啥改变　　　　B. 有改变，但很少

    C. 有一定程度的改变　　D. 很大的改变

5. 你跟周围的人相处：

    A. 很不好　　　B. 一般　　　　C. 好　　　　　D. 很好

6. 你觉得你在同学和朋友之间：

    A. 很不受欢迎　　　　B. 不太受欢迎

    C. 一般受欢迎　　　　D. 很受欢迎

7. 你的好朋友的数量：

    A. 没有　　　B. 1～3个　　C. 4～10　　D. 10个以上

8. 你觉得你的人际关系：

    A. 很需要改善　　　　　　B. 需要改善

    C. 需轻微改善　　　　　　D. 不用改善

9. 你的内心：

    A. 总觉得孤单　　　　　　B. 常觉得孤单

    C. 偶尔孤单　　　　　　　D. 从不孤单

10. 你与异性交往时常常觉得：

    A. 很不自在　　　　B. 有点不自在

    C. 自在　　　　　　D. 很自在

11. 你常常觉得压抑吗？

    A. 常常觉得　　B. 偶尔　　　C. 很少　　　D. 从来没有

12. 你觉得你的精神状态：

    A. 很不好　　B. 不好　　　C. 好　　　D. 很好

13. 你会觉得注意力不集中、烦躁、爱发脾气吗？

    A. 总是觉得　　B. 经常觉得　　C. 偶尔觉得　　D. 从不觉得

14. 你晚上睡眠：

    A. 易醒且常做梦　　　　　B. 常常很不好

    C. 偶尔会睡不好　　　　　D. 质量很好

15. 你对某些情况或者某些事物很敏感或反应过度？

    A. 经常这样　　　　B. 大部分时候

    C. 偶尔会　　　　　D. 从来不会

16. 你觉得你现在正在做的事情：

    A. 很没意思　　B. 没意思　　　C. 有意思　　D. 很有意思

17. 你对自己的评价：

    A. 很没价值   B. 没多大价值

    C. 有价值   D. 非常有价值

18. 你对生活：

    A. 很没信心   B. 没信心   C. 有信心   D. 充满信心

04. 学院生活常见问题

1. 自我意识的矛盾

渴望独立，但又常受父母等的管制，因此尽管有时觉得父母的观点是正确的，但还是对父母等的建议有逆反情绪。

理想和现实的差距。理想的大学时光本应是青春如歌、岁月如画，给人无限美好的回忆，可是现实中，总觉得现状不好却又懒于改变，慢慢地对自己越来越不满，看见别人忙碌而充实自己却无所事事一事无成，进而产生自卑、自信心丧失等问题。

2. 人际交往问题

高中时，大多数人埋头学习，人际关系相对来说不是生活的大部分，但是进入大学校园以后，面对来自天南地北、性格爱好各异的人，有些人不擅长处理人际关系从而出现自闭、抑郁等心理问题。

3. 焦虑症

医学上的焦虑是指个人面对心理上的挫折、困难和压力时所呈现的心情反应，这种主观的感受因人而异，总体来说，产生的身体症状诸如肌肉紧张、容易疲劳、头痛、呼吸急促、心悸、肠胃不适和睡眠品质不佳；心理症状则有无法控制的担心、注意力不集中、烦躁不安和易发脾气等。近年来，由于学习、恋爱、工作等压力增大，很多大学女生常常觉得很有压力，进而会产生暴躁、易怒等症状，严重的发展成焦虑症。

4. 神经衰弱

神经衰弱导致的心理异常有：自控能力下降、易烦躁、对刺激物的感受性异常增高，特别敏感，失眠、多梦易醒，头部持续性钝痛，头昏脑胀，注意力涣散，记忆力减退等。

5. 抑郁症

近年来大学校园里常有自杀等事件发生，其中部分是因为抑郁症。而在学习和工作等的压力下，不少人有不同程度的抑郁症表现，抑郁症主要表现在情绪低落、对任何事物都丧失兴趣、联想能力降低、思维行动反应缓慢、自我评价低等方面，已成为困扰当代大学生的一大问题。

请将调查表撕下或复印填写，寄至以下地址：

北京市海淀区文慧园北路甲 22 号

中国医药科技出版社·中医药文化编辑中心 605 室

邮编：100082

或以电子邮件方式，标题注明"阳光行动"，将选项结果发送至以下邮箱：

E-mail：tyxf10@126.com

祝：身体健康，生活阳光！

专家评语

我最近有机会先后读了三本有关傅青主的著作，一本是南京大学出版社出版的魏宗禹的《傅山评传》，一本是中国中医药出版社出版的吴中云的《传奇傅青主》，一本就是您的《子宫好，女人才好》了。作为一个中医专业编审来说，我最喜欢的还是您的这本书。

我觉得《子宫好，女人才好》成功之处有三：一是语言流畅，如拉家常式的叙述，使人读起来没有一点疲劳的感觉；二是在拉家常中揭示了不少重大健康问题、严重的社会问题、医学前瞻问题，平凡中见非凡，读后还能使人有不少值得思考与咀嚼的地方，甚至还有再读一遍的欲望；三是对傅青主的专业学术思想拿捏得非常准确，为此我又读了一遍《傅青主女科》，认为这种直觉完全是对的，并且，还通过"王氏女科"的阐述，对傅氏医学做了极致的发挥，体现了书稿的时代性。

——著名中医学者 编辑专家 张年顺

其对妊娠呕吐，保胎法则，子宫功能的理解，观面望诊的经验等，皆见解独特，大异其趣。其来源于基层，正为大雅之堂所未见，其来源于民间，正为经院学府所未闻，心中不由大声喊出，越是民族的，越是世界的！希望通过田原的寻访，通过《中医人沙龙》，把民间中医的奇珍异宝贡献于世，他们是朴素的，也是真实的，因而也是高贵的！

——著名中医学家 王琦

编者说明

2009 年 4 月，一个偶然的机缘，平遥道虎壁王氏女科进入了我们的视野。之后，作者多次深入实地，进行了深度考察和采访，包括查阅文献典籍等，做了大量案头工作，持续一年多时间，写出了口述访谈体《子宫好女人才好》一书。

书籍出版之后，收到了大量读者反馈，所产生的影响为我们所始料不及，包括有读者指出，书中所写的几位医者，只是"国家级非物质文化遗产——平遥道虎壁王氏女科"之一脉，不能代表其全体。这一点，作者田原女士已在前言中做了说明。访谈期间，王楷明兄弟也几次说过，王氏女科其它传人、尤其是长辈，医术造诣皆很深厚；希望作者能够采访他们，以更好地把"王氏女科"这一宝贵的中医文化遗产发扬光大。

时间关系，或者是机缘未到，作者尚未采访王氏女科其他传人。作为编者，我们对此也予以期待，以期更好地传承祖国医学文化，为更多的读者带来福祉。

希望读者，王氏女科传人，对此给予支持和理解。

特此说明。